医用物理学学习指导与题解

(第二版)

主　编　王晨光　刘淑静
副主编　高　杨　马英俊
主　审　石继飞

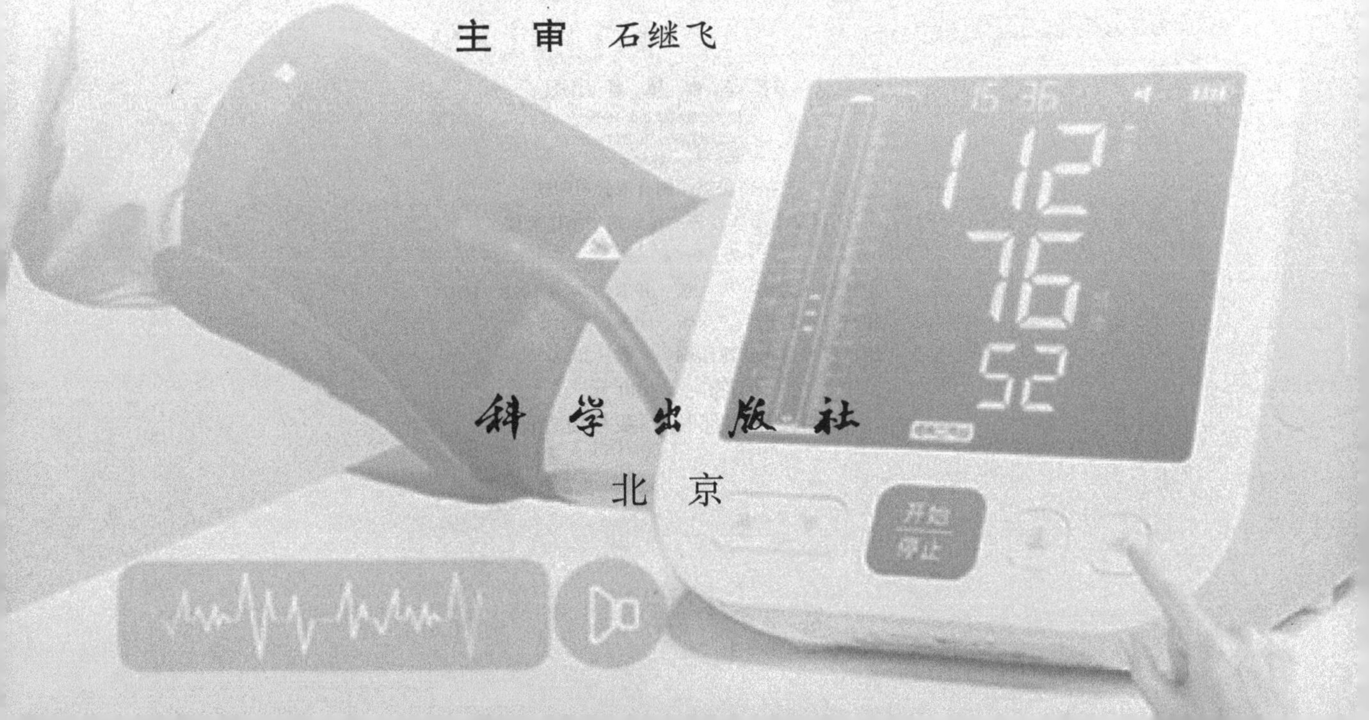

科 学 出 版 社
北　京

内 容 简 介

本书整体结构与主教材《医用物理学（新医科版）（第二版）》(王晨光、刘淑静主编）相对应，共14章，每章由五大部分组成，即基本要求、内容提要、书后习题解答、典型习题及解答和自我检测题. 其中基本要求给出了每章需要掌握、理解和了解的内容；内容提要列出了各章知识要点，包括定理、定律和主要公式等；书后习题解答配有主教材每章后习题的完整解题过程；典型习题及解答是在主教材例题和习题的基础上同等难度下的重要补充，包括单选、填空和计算题型，并配有答案；自我检测题都是单选题型. 本书数字资源包括自我检测题答案和典型例题讲解微课视频，可扫描二维码获取.

本书适合普通高等学校医药类各专业学生使用，也可以作为相关教师和科研人员参考用书.

图书在版编目（CIP）数据

医用物理学学习指导与题解 / 王晨光, 刘淑静主编. -- 2 版. -- 北京 : 科学出版社, 2025. 7. -- ISBN 978-7-03-082049-5

Ⅰ. R312

中国国家版本馆 CIP 数据核字第 2025T3Q714 号

责任编辑：罗 吉 龙嫚嫚 孔晓慧 / 责任校对：杨聪敏
责任印制：赵 博 / 封面设计：有道文化

科学出版社出版
北京东黄城根北街 16 号
邮政编码：100717
http://www.sciencep.com
三河市骏杰印刷有限公司印刷
科学出版社发行 各地新华书店经销
*
2021 年 1 月第 一 版 开本：787 × 1092 1/16
2025 年 7 月第 二 版 印张：12
2025 年 9 月第十次印刷 字数：285 000

定价：49.00 元

（如有印装质量问题，我社负责调换）

《医用物理学学习指导与题解(第二版)》编委会

主　　编：王晨光(哈尔滨医科大学)

刘淑静(天津医科大学)

副 主 编：高　杨(牡丹江医科大学)

马英俊(宁夏医科大学)

编　　委：(按姓名拼音排序)

李　娜(宁夏医科大学)

陆改玲(内蒙古科技大学包头医学院)

彭雯琦(广西医科大学)

苏　晋(长治医学院)

杨光晔(山西医科大学)

张　宇(哈尔滨医科大学)

郑海波(福建医科大学)

支壮志(沈阳药科大学)

主　　审：石继飞(内蒙古科技大学包头医学院)

前　言

本书是科学出版社出版发行的由王晨光、刘淑静主编的《医用物理学(新医科版)(第二版)》的同步辅导教材. 全书整体结构与主教材相对应，内容选取依据教育部高等学校大学物理课程教学指导委员会编写的《医药类专业大学物理课程教学基本要求（2021年版）》，医药院校“医用物理学”课程的教学参考总学时数为72学时，各院校任课教师可以根据本校的实际情况灵活选取、调整授课类型和内容. 编写本书的主导思想是：首先，让学生明确各章基本要求和主要内容是什么，以使学生有的放矢地学习；其次，配有主教材章后习题解答(包括详细解题过程)，并且补充了部分典型习题(包括单选、填空和计算题型)及解答；最后，为了检查学习效果，设置了自我检测题(单选题型). 本书也同样采用了“纸数融合”的形式，数字资源包括各章的自我检测题答案和典型例题讲解微课视频.

为了确保配套教材与主教材协调一致，本书编者由主教材的全部编写人员组成，并编写各自相应章节的辅导内容，其中王晨光编写第1章，郑海波编写第2章，马英俊编写第3章，高杨编写第4章和第14章，杨光晔编写第5章，彭雯琦编写第6章，刘淑静编写第7章和第12章，李娜编写第8章，张宇编写第9章，陆改玲编写第10章，支壮志编写第11章，苏晋编写第13章. 同时王晨光、刘淑静、张宇负责全书统稿，高杨负责录制微课视频，石继飞但任主审.

本书的编写工作得到了各位编者单位领导的关心和支持，同时科学出版社的罗吉和龙嫚嫚编辑为组织教材的编写与出版做了大量工作，在此一并表示衷心的感谢. 由于我们的水平和能力有限，书中难免存在不足之处，恳请使用本书的广大读者提出宝贵意见和建议，以便我们及时纠正.

王晨光

2025年1月

目　录

第1章 力学基础

1.1 基本要求

(1) 掌握：刚体定轴转动的角位移、角速度、角加速度、转动惯量、转动定律以及角动量守恒定律；应变和应力；胡克定律.

(2) 理解：牛顿运动定律；动量守恒定律；功能原理和机械能守恒定律.

(3) 了解：刚体的进动.

1.2 内容提要

1. 力学基本定律

(1) 位移、速度、加速度.

位移：在时间 Δt 内，质点从点 P_1 移动到点 P_2，用有向线段 $\overrightarrow{P_1P_2}$ 来表示其位置变化，即矢量 $\Delta\boldsymbol{r}$.

速度：表示质点在某一位置附近位移变化的快慢，即 $\boldsymbol{v}=\dfrac{\mathrm{d}\boldsymbol{r}}{\mathrm{d}t}$.

加速度：表示质点在某一时刻速度的变化率，即 $\boldsymbol{a}=\dfrac{\mathrm{d}\boldsymbol{v}}{\mathrm{d}t}=\dfrac{\mathrm{d}^2\boldsymbol{r}}{\mathrm{d}t^2}$.

(2) 动量、动量守恒定律.

牛顿第二定律：$\boldsymbol{F}=m\boldsymbol{a}$，$\boldsymbol{F}=\dfrac{\mathrm{d}\boldsymbol{p}}{\mathrm{d}t}$.

动量：质点的质量 m 和速度 $\boldsymbol{v}$ 的乘积 $m\boldsymbol{v}$，称为该质点的动量，$\boldsymbol{p}=m\boldsymbol{v}$.

冲量：力 $\boldsymbol{F}$ 在 t_1 到 t_2 这段时间内的积累量，称为力 $\boldsymbol{F}$ 的冲量，即

$$\boldsymbol{I}=\int_{t_1}^{t_2}\boldsymbol{F}\mathrm{d}t=\boldsymbol{p}_2-\boldsymbol{p}_1=m\boldsymbol{v}_2-m\boldsymbol{v}_1$$

动量定理：质点所受合外力的冲量等于这个质点动量的增量.

动量守恒定律：$\sum\boldsymbol{F}_i=0$ 时，$\sum m_i\boldsymbol{v}_i$ =常矢量.

(3) 功和能、机械能守恒定律.

质点从 A 点移动到 B 点，力 $\boldsymbol{F}$ 对其所做的功

$$A=\int_{r_A}^{r_B}\boldsymbol{F}\cdot\mathrm{d}\boldsymbol{r}=\frac{1}{2}mv_B^2-\frac{1}{2}mv_A^2$$

动能定理：合外力对质点所做的功等于质点动能的增量.

保守力：力所做的功只与该质点的始末位置有关，而与质点所经过的路径无关，这种力称为保守力. 保守力做的功等于势能增量的负值.

功能原理：外力和非保守内力做功之和等于质点系机械能的增量，即

$$A_{外}+A_{非保内}=E_B-E_A$$

机械能守恒定律：当作用于质点系的外力和非保守内力都不做功时，质点系的总机械能保持不变，即

$$A_{外}+A_{非保内}=0时，\quad E_{kA}+E_{pA}=E_{kB}+E_{pB}$$

2. 刚体转动的运动学

(1) 角位移、角速度、角加速度.

角位移：在 Δt 时间内，刚体内任意一点 P 到达点 P'，矢径转过的角度 $\Delta\boldsymbol{\theta}$ 称为刚体在 Δt 时间内的角位移.

角速度：角位移对时间的变化率，即 $\boldsymbol{\omega}=\dfrac{\mathrm{d}\boldsymbol{\theta}}{\mathrm{d}t}$.

角加速度：角速度对时间的变化率，即 $\boldsymbol{\alpha}=\dfrac{\mathrm{d}\boldsymbol{\omega}}{\mathrm{d}t}=\dfrac{\mathrm{d}^2\boldsymbol{\theta}}{\mathrm{d}t^2}$.

(2) 角量与线量的关系.

$$\Delta s=r\Delta\theta$$

$$v=r\omega$$

$$a_{\mathrm{t}}=r\alpha,\quad a_{\mathrm{n}}=r\omega^2$$

3. 刚体转动的动力学

(1) 转动动能、转动惯量.

转动动能：$E_{\mathrm{k}}=\dfrac{1}{2}J\omega^2$.

转动惯量：$J=\sum\limits_{i=1}^{n}\Delta m_i r_i^2=\int r^2\mathrm{d}m$.

转动惯量体现了刚体本身的性质，是反映刚体转动惯性大小的物理量.

(2) 刚体定轴转动定律.

力矩：在转动平面上，刚体所受的力为 $\boldsymbol{F}$，其作用点相对于转动轴的位矢为 $\boldsymbol{r}$，那么力 $\boldsymbol{F}$ 对转轴的力矩 $\boldsymbol{M}$ 为

$$\boldsymbol{M}=\boldsymbol{r}\times\boldsymbol{F}$$

刚体定轴转动的转动定律：刚体做定轴转动的角加速度大小与作用于刚体的合外力

矩大小成正比，与刚体对于该转轴的转动惯量成反比，即

$$\boldsymbol{M}=J\boldsymbol{\alpha}$$

刚体定轴转动的动能定理：合外力矩对刚体所做的功等于刚体转动动能的增量，它反映了合外力矩对空间的累积效应，即

$$A=\int_{\omega_1}^{\omega_2}J\omega\mathrm{d}\omega=\frac{1}{2}J\omega_2^2-\frac{1}{2}J\omega_1^2$$

(3) 刚体转动的角动量守恒定律.

角动量定理：定轴转动的刚体所受到的冲量矩等于刚体对该转轴角动量的增量.

$$\int_{t_1}^{t_2}\boldsymbol{M}\mathrm{d}t=\int_{L_1}^{L_2}\mathrm{d}\boldsymbol{L}=\boldsymbol{L}_2-\boldsymbol{L}_1$$

角动量守恒定律：当定轴转动的刚体所受外力对转轴的合力矩为零时，刚体对该转轴的角动量保持不变，即

$$\boldsymbol{M}=0\text{时，}\boldsymbol{L}=J\boldsymbol{\omega}=\text{恒矢量}$$

(4) 刚体的进动.

刚体在绕轴转动的同时，其轴还要在外力矩的作用下绕另一条轴线转动，这种现象称为进动. 进动是自然界物体一种常见的基本运动形式.

4. 物体的弹性和形变

(1) 应变和应力.

弹性体在外力作用下所发生的相对形变量称为应变.

正应变：$\varepsilon=\dfrac{\Delta l}{l_0}$. 体应变：$\theta=\dfrac{\Delta V}{V_0}$. 切应变：$\gamma=\dfrac{\Delta x}{d}$.

正应力：$\sigma=\dfrac{F}{S}$. 体应力：单位受力面积上的压力. 切应力：$\tau=\dfrac{F}{S}$.

(2) 胡克定律.

弹性体在一定的形变范围内，应力与应变成正比，这一规律即为胡克定律.

拉伸形变：$\sigma=Y\varepsilon$，Y 为杨氏模量.

体积形变：$p=-K\theta$，K 为体积模量.

剪切形变：$\tau=G\gamma$，G 为剪切模量.

1.3 书后习题解答

1-1 如题图 1-1 所示，一个质量为 m、速率为 v 的钢球以与钢板的法线呈 θ 角的方向撞上钢板，并以相同的速率和角度弹回. 如果此碰撞时间为 Δt，求钢板在 Δt 时间内受到的平均冲力.

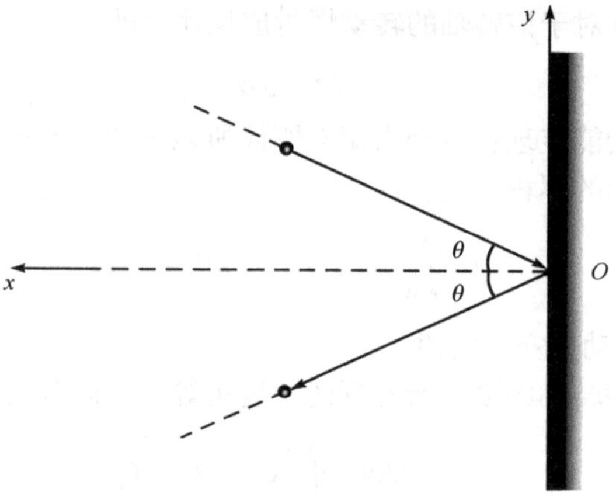

题图 1-1

解 由质点动量定理，钢球受到来自钢板冲力的冲量

$$I = \int_{t_1}^{t_2} F\mathrm{d}t = mv_2 - mv_1$$

取图示坐标系，则

$$I_x = mv_{2x} - mv_{1x} = 2mv\cos\theta$$

$$I_y = mv_{2y} - mv_{1y} = 0$$

钢球受到的总冲量

$$I = I_x + I_y = 2mv\cos\theta$$

则根据牛顿第三定律，钢球受到的冲力即为钢板受到的平均冲力

$$\overline{F} = \frac{I}{\Delta t} = \frac{2mv\cos\theta}{\Delta t}$$

1-2 如题图 1-2 所示，质量为 M 的 1/4 圆弧滑槽停在光滑的水平面上，一个质量为 m 的小物体自圆弧顶点由静止下滑．求当小物体滑到底时，圆弧滑槽在水平面上移动的距离．

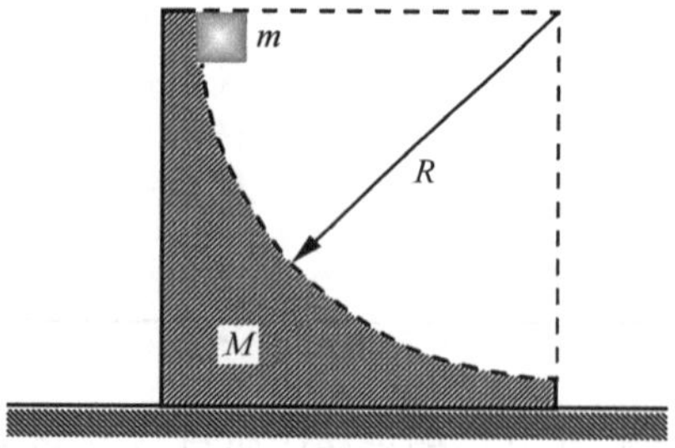

题图 1-2

解 系统在水平方向动量守恒，设小物体到底部时，它和滑槽的水平速度分别为 v 和 V，且向右为正，则

$$mv + M(-V) = 0, \quad mv = MV$$

两边对整个下落过程积分

$$m\int_0^t v\mathrm{d}t = M\int_0^t V\mathrm{d}t$$

令 s 和 S 分别为 m 和 M 在水平方向移动的距离，则

$$s=\int_0^t v\mathrm{d}t，\quad S=\int_0^t V\mathrm{d}t$$

代入后得

$$ms=MS$$

又

$$s=R-S$$

所以

$$S=\frac{m}{m+M}R$$

1-3　有质量为 m、半径为 R 的均匀薄圆环和圆形板，试分别求出与薄圆环或圆形板平面垂直并且分别通过其圆心轴的转动惯量.

解　对薄圆环：

如题图 1-3(a)所示，转动惯量为

$$J=\int R^2\mathrm{d}m=R^2\int\mathrm{d}m=mR^2$$

对薄圆形板：

如题图 1-3(b)所示，在 r 处取 $\mathrm{d}m$，$\mathrm{d}m$ 宽为 $\mathrm{d}r$，面密度为 $\sigma=\dfrac{m}{\pi R^2}$，则圆形板转动惯量为

$$J=\int r^2\mathrm{d}m=\int r^2\sigma 2\pi r\mathrm{d}r=2\pi\sigma\int_0^R r^3\mathrm{d}r=\frac{\pi\sigma R^4}{2}=\frac{1}{2}mR^2$$

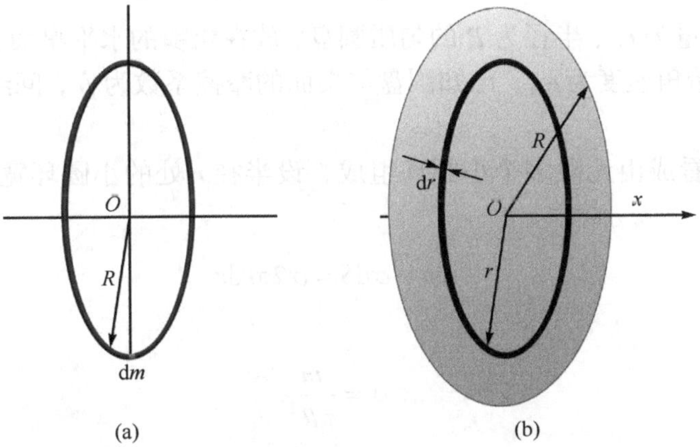

题图 1-3

1-4　一个半径为 1.0m、转速为 $3000\mathrm{rad\cdot min^{-1}}$ 的飞轮受制动后均匀减速，50s 后停止转动．求：

(1) 飞轮在 25s 时的角速度；

(2) 在 25s 时轮边一点的速度、切向和法向加速度.

解 (1)已知$\omega_0 = 3000\text{rad}\cdot\text{min}^{-1} = 50\text{rad}\cdot\text{s}^{-1}$，由于均匀减速，所以角加速度不变，为

$$\alpha = \frac{0-\omega_0}{t} = \frac{0-50}{50} = -1.0(\text{rad}\cdot\text{s}^{-2})$$

$$\omega = \omega_0 + \alpha t = 50 - 25 = 25(\text{rad}\cdot\text{s}^{-1})$$

(2) 轮边一点的速度

$$v = r\omega = 1.0\times 25 = 25(\text{m}\cdot\text{s}^{-1})$$

切向加速度

$$a_\text{t} = r\alpha = 1.0\times(-1.0) = -1.0(\text{m}\cdot\text{s}^{-2})$$

法向加速度

$$a_\text{n} = r\omega^2 = 1.0\times 25^2 = 625(\text{m}\cdot\text{s}^{-2})$$

1-5 一个飞轮的转动惯量为J，在$t=0$时角速度为ω_0，此后飞轮经历制动过程．阻力矩M的大小与角速度ω的平方成正比，比例系数$K>0$．求：

(1) 当$\omega=\omega_0/3$时，飞轮的角加速度；

(2) 从开始制动到$\omega=\omega_0/3$所需要的时间．

解 (1) 依题意$M = J\alpha = -K\omega^2$，$\alpha = -\dfrac{K\omega^2}{J} = -\dfrac{K\omega_0^2}{9J}$；

(2) 由$\alpha = \dfrac{\text{d}\omega}{\text{d}t} = -\dfrac{K\omega^2}{J}$，得

$$t = \int_0^t \text{d}t = \int_{\omega_0}^{\omega_0/3} -\frac{J}{K\omega^2}\,\text{d}\omega = \frac{2J}{K\omega_0}$$

1-6 一个质量为m、半径为R的匀质圆盘，放在粗糙的水平桌面上，绕通过盘心的竖直轴转动，初始角速度为ω_0，已知圆盘与桌面的摩擦系数为μ，问经过多长时间后圆盘静止？

解 把圆盘看成由无限多个小圆环组成，设半径r处的小圆环宽度为$\text{d}r$，则其质量为

$$\text{d}m = \sigma\text{d}S = \sigma 2\pi r\text{d}r$$

其中面密度

$$\sigma = \frac{m}{\pi R^2}$$

受到的摩擦力矩为

$$\text{d}M = -\mu r(\text{d}m)g = -2\pi\mu\sigma g r^2\text{d}r$$

则圆盘整体受到的摩擦力矩为

$$M = \int_0^R -2\pi\mu\sigma g r^2\text{d}r = -\frac{2}{3}\pi\mu\sigma g R^3 = -\frac{2}{3}\mu m g R$$

又 $M = J\alpha$，$J = \frac{1}{2}mR^2$，且

$$\alpha = \frac{d\omega}{dt} = \frac{M}{J} = -\frac{4\mu g}{3R}$$

为常量，所以

$$t = \frac{0-\omega_0}{\alpha} = \frac{3\omega_0 R}{4\mu g}$$

1-7　质量为 M、半径为 R 的水平转台，可绕过中心的竖直轴无摩擦地转动．质量为 m 的人站在距转轴 r 处的转台上，人和转台原来都静止．当此人沿转台边缘走一周时，求转台相对地面转过的角度．

解　以人和转台组成的系统为研究对象，设人相对于转盘的角速度为 ω'，转台相对于地面的角速度为 ω，由角动量守恒

$$\boldsymbol{L} = J\boldsymbol{\omega} = \text{恒矢量}$$

得

$$mr^2(\omega' - \omega) = \frac{1}{2}MR^2\omega$$

移项得

$$mr^2\omega' = \left(\frac{1}{2}MR^2 + mr^2\right)\omega$$

即

$$mr^2\frac{d\theta'}{dt} = \left(\frac{1}{2}MR^2 + mr^2\right)\frac{d\theta}{dt}$$

两边消去 dt，并积分得

$$\int_0^{2\pi} mr^2 d\theta' = \int_0^{\theta}\left(\frac{1}{2}MR^2 + mr^2\right)d\theta$$

解得

$$\theta = \frac{2\pi mr^2}{mr^2 + \frac{1}{2}MR^2}$$

1-8　一个转动惯量为 $J = 50\text{kg}\cdot\text{m}^2$ 的刚体做定轴转动，在 0.5s 内由静止开始转动，最后达到 $120\text{r}\cdot\text{min}^{-1}$ 的转速．若在这一过程中角速度是均匀增加的，求刚体受到的合外力矩．

解　刚体受到的合外力矩为

$$M = \frac{dL}{dt} = \frac{Jd\omega}{dt} = \frac{50\times(2\pi\times120\div60)}{0.5} = 4\pi\times10^2(\text{N}\cdot\text{m})$$

1-9　一个质量为 M、半径为 R、密度均匀分布的圆盘状飞轮．在以角速度 ω 旋转的

过程中，有一质量为 m 的碎片从飞轮的边缘上脱离并飞出. 假定碎片脱离飞轮时的速度恰好竖直向上，求：

(1) 碎片的上升高度；

(2) 飞轮剩余部分的角速度、角动量和转动动能.

解 (1) 设碎片上升的高度为 h，碎片飞出时的速度为 v，则

$$v = R\omega$$

又 $v^2 = 2gh$，则

$$h = \frac{v^2}{2g} = \frac{R^2\omega^2}{2g}$$

(2) 在整个过程中系统未受外力矩作用，因而角动量守恒，设碎片飞出后剩余部分的角速度为 ω_1，转动惯量为 J_1，则

$$J\omega = J_1\omega_1 + mR^2\omega$$

转动惯量

$$J = J_1 + mR^2$$

因而飞轮剩余部分的角速度

$$\omega_1 = \omega$$

剩余部分转动惯量为

$$J_1 = \frac{1}{2}MR^2 - mR^2$$

角动量为

$$L = J_1\omega = \frac{1}{2}(M - 2m)R^2\omega$$

转动动能为

$$E_k = \frac{1}{2}J_1\omega^2 = \frac{1}{4}(M - 2m)R^2\omega^2$$

1-10 设地球的质量为 m，半径为 R，自转周期为 T，太阳的质量为 M，地心与日心的距离为 r，地球与太阳之间的引力常量为 G. 若将地球绕太阳的运动视为圆周运动，将地球视为密度均匀分布的球体，求地球的自转角动量和地球绕太阳运动的轨道角动量.

解 地球自转的转动惯量为

$$J = \frac{2}{5}mR^2$$

自转角速度为

$$\omega = \frac{2\pi}{T}$$

由此得地球的自转角动量为

$$L = J\omega = \frac{2}{5}mR^2 \cdot \frac{2\pi}{T} = \frac{4}{5T}\pi m R^2$$

设地球绕太阳公转的角速度为 ω'，则有

$$mr\omega'^2 = \frac{GMm}{r^2}$$

即

$$\omega' = \frac{1}{r}\sqrt{\frac{GM}{r}}$$

地球公转的转动惯量

$$J' = mr^2$$

则地球绕太阳运动的轨道角动量为

$$L' = J'\omega' = mr^2 \cdot \frac{1}{r}\sqrt{\frac{GM}{r}} = m\sqrt{GMr}$$

1-11　质量为 500g、直径为 40cm 的圆盘绕通过盘心的垂直轴转动，转速为 1500 $\mathrm{r \cdot min^{-1}}$. 要使它在 20s 内停止转动，假定这一过程中转速是均匀减小的，求圆盘原来的转动动能、制动力矩大小和该力矩对圆盘所做的功.

解　圆盘角速度

$$\omega_0 = 2\pi \times 1500 \div 60 = 50\pi(\mathrm{rad \cdot s^{-1}})$$

圆盘对盘心的转动惯量

$$J = \frac{1}{2}mR^2 = \frac{1}{2} \times 0.5 \times 0.2^2 = 0.01(\mathrm{kg \cdot m^2})$$

转动动能

$$E_\mathrm{k} = \frac{1}{2}J{\omega_0}^2 = \frac{1}{2} \times 0.01 \times 50^2\pi^2 = 12.5\pi^2 \approx 123(\mathrm{J})$$

圆盘角加速度

$$\alpha = \frac{\omega - \omega_0}{t} = \frac{-50\pi}{20} = -2.5\pi(\mathrm{rad \cdot s^{-2}})$$

由转动定律得制动力矩大小为

$$M = J\alpha = 0.01 \times -2.5\pi = -7.85 \times 10^{-2}(\mathrm{N \cdot m})$$

由动能定理得力矩对圆盘所做的功为

$$A = \Delta E_\mathrm{k} = 0 - \frac{1}{2}J{\omega_0}^2 = -12.5\pi^2 \approx -123(\mathrm{J})$$

1-12　如题图 1-12 所示，质量均为 m 的两个小球 a 和 b 固定在长为 l 的刚性轻质细杆的两端，杆可在水平面上绕 O 点(如图位置)的竖直轴自由转动，杆原来静止．现有一

个质量也为 m 的小球 c，垂直于杆以水平速度 $\boldsymbol{v}_0$ 与 b 球碰撞，并粘在一起．求：

(1) 碰撞前 c 球相对于 O 点角动量的大小和方向；

(2) 碰撞后杆转动的角速度．

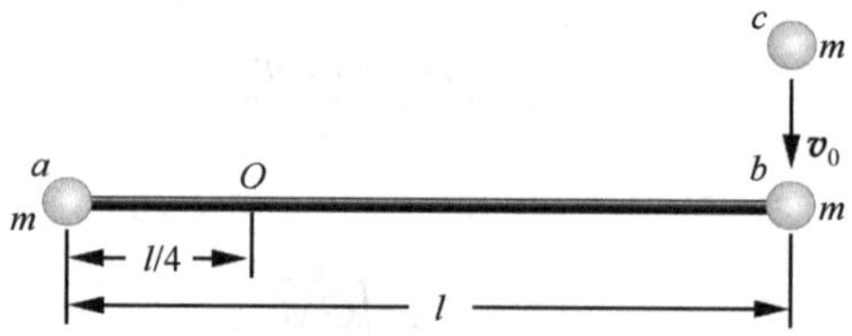

题图 1-12

解 (1) c 球的角动量为 $\boldsymbol{L}=\boldsymbol{r}\times m\boldsymbol{v}_0$，方向垂直纸面向里(即实际竖直向下)，其大小为

$$L=rmv_0=\frac{3}{4}lmv_0$$

(2) 系统对 O 点的角动量守恒．设碰撞后杆的角速度为 ω，则

$$\frac{3}{4}lmv_0=\frac{3}{4}l\times(2m)\times\left(\frac{3}{4}l\omega\right)+\frac{1}{4}l\times m\times\left(\frac{1}{4}l\omega\right)$$

解方程得

$$\omega=\frac{12v_0}{19l}$$

1-13 人在垂直站立时，每根股骨承受的压力大约为体重的一半．设股骨的平均横截面积为 8.0cm^2，弹性模量为 $9.4\times10^9\text{Pa}$，平躺时的股骨长度为 43.0cm，那么一个体重为 800N 的人站立时，相比于平躺时其股骨大约缩短了多少？

解 根据胡克定律有

$$\frac{F}{S}=Y\frac{\Delta l}{l_0}$$

$$\Delta l=\frac{Fl_0}{SY}=\frac{\frac{1}{2}\times800\times0.43}{9.4\times10^9\times8.0\times10^{-4}}\approx2.3\times10^{-5}(\text{m})=0.0023(\text{cm})$$

1-14 如果海水的体积模量为 $2.3\times10^9\text{Pa}$，问压强增加 $1.0\times10^7\text{Pa}$ 会使 1m^3 的海水体积减小多少？

解 由 $\theta=\dfrac{\Delta V}{V_0}$ 和 $p=-K\theta$ 得

$$\frac{\Delta V}{V_0}=-\frac{p}{K}=-\frac{1.0\times10^7}{2.3\times10^9}\approx-0.0043$$

即

$$\Delta V\approx-0.0043V_0=-0.0043\text{m}^3$$

1.4 典型习题及解答

1. 选择题

(1) 物体所受的合外力会使动量改变，那么其动能(　　)；如果外力对物体做功使动能改变，那么物体的动量(　　).

A. 一定改变；一定改变　　B. 不一定改变；不一定改变

C. 一定改变；不一定改变　　D. 不一定改变；一定改变

(2) 一个质点系机械能的改变量，其在数值上应该等于(　　).

A．保守内力做功　　B．外力和内力做功之和

C．外力和非保守内力做功之和　　D．外力和保守内力做功之和

(3) 均匀细棒 OA 可绕通过其一端 O 且与棒垂直的水平固定光滑轴转动，如选择题(3)图所示．使棒从水平位置由静止开始自由下落，在棒摆动到竖直位置的过程中，下述说法正确的是(　　).

A. 角速度从小到大，角加速度从大到小

B. 角速度从小到大，角加速度从小到大

C. 角速度从大到小，角加速度从大到小

D. 角速度从大到小，角加速度从小到大

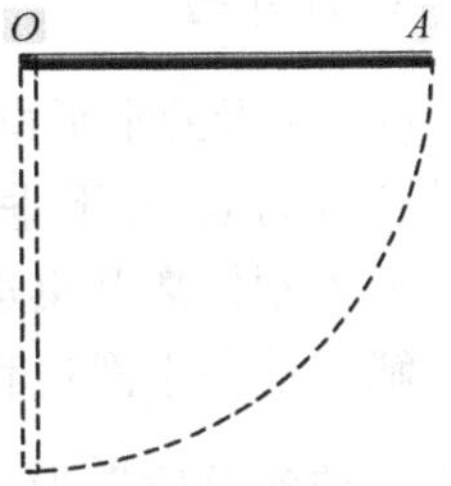

选择题(3)图

(4) 分别由铜和铝材质制成的两个匀质匀厚圆盘，其质量和厚度都相等，对于过质心且垂直于圆盘所在平面的转轴，则(　　).

A. 铜盘比铝盘的转动惯量大　　B. 铜盘比铝盘的转动惯量小

C. 铜盘和铝盘的转动惯量相同　　D. 无法判断哪个圆盘转动惯量较大

(5) 两个物体转动惯量 $J_1=J_2$，转动角速度 $\omega_1=2\omega_2$，则两物体转动动能之比为(　　).

A. $1:\sqrt{2}$　　B. 2∶1　　C. 4∶1　　D. $\sqrt{2}:1$

答　　案

(1) D；(2) C；(3) A；(4) B；(5) C.

2. 填空题

(1) 把质量为 m 的重物挂在一个上端固定的轻质弹簧下，用手托住重物从 0 位置(不挂重物时的位置)缓慢下降至弹簧伸长量为 x 时，此过程中手做的功为________.

(2) 质量为 m、长度为 l 的匀质细直棒，对通过其中心且与棒成 θ 角的轴的转动惯量为________.

(3) 一个半径为 R=0.5m、转动惯量为 J=2kg·m^2 的飞轮，现在飞轮边缘施加一个沿圆周切线方向的力 F=8N，使飞轮旋转，则飞轮的角加速度为________.

(4) 一个做定轴转动的物体，其对转轴的转动惯量为 J，并以角速度 $\omega_0=10\text{rad}\cdot\text{s}^{-1}$ 匀速转动，现对物体加一恒定的力矩 $M=-0.5\text{N}\cdot\text{m}$，经过时间 $t=5.0\text{s}$ 后，物体停止了转动，物体的转动惯量 J 为________.

(5) 手持一个旋转飞轮的人在一个以一定角速度旋转的转台上，使飞轮和转台的转轴重合，角速度方向一致. 如果此人将飞轮转轴倒转并仍保持与转台轴重合，此时转台的转速应该________(增加或减少).

答　案

(1) $-mgx+\dfrac{1}{2}kx^2$ 或 $\int_0^x -(mg-kx)\,\text{d}x$；　　(2) $\dfrac{1}{12}ml^2\sin^2\theta$；

(3) $2\text{rad}\cdot\text{s}^{-2}$；　　(4) $0.25\text{kg}\cdot\text{m}^2$；

(5) 增加.

3. 计算题

(1) 光滑的水平桌面上放置一根总长为 a 的链条，且一端在桌边缘处下垂，下垂部分的长度为 b. 在下垂部分的重力作用下，桌面部分的链条从静止开始向桌边缘滑动，求整个链条刚好离开桌边缘时的速度.

解　链条下滑过程中仅有下垂部分重力做功. 设某时刻下垂段长为 x，重力作用于其重心，链条总质量为 m，则下垂段质量为 $\dfrac{m}{a}x$，链条在下落 $\text{d}x$ 时重力做功为 $\dfrac{m}{a}xg\text{d}x$. 由动能定理，有

$$\frac{1}{2}mv^2=\int_b^a \frac{m}{a}xg\text{d}x=\frac{1}{2}mg\frac{a^2-b^2}{a}$$

所以

$$v=\sqrt{\frac{g}{a}(a^2-b^2)}$$

(2) 已知一个质量为 m 的人造卫星在半径为 r 的圆轨道上运行，其角动量大小为 L，求它的动能、势能和总能量(引力势能 $E_\text{p}=-G\dfrac{m_1m_2}{r}$，$G$ 为引力常量).

解　$L=rmv$，$v=\dfrac{L}{mr}$，动能为

$$E_\text{k}=\frac{1}{2}mv^2=\frac{L^2}{2mr^2}$$

设地球质量为 M_e，势能为

$$E_\text{p}=-G\frac{mM_\text{e}}{r}$$

由牛顿定律

$$G\frac{mM_e}{r^2}=m\frac{v^2}{r},\quad G\frac{mM_e}{r}=mv^2$$

势能为

$$E_p=-mv^2=-\frac{L^2}{mr^2}$$

所以总能量为

$$E=E_k+E_p=\frac{L^2}{2mr^2}-\frac{L^2}{mr^2}=-\frac{L^2}{2mr^2}$$

(3) 求内径为 R_1、外径为 R_2、质量为 m 的匀质中空圆柱绕其几何轴的转动惯量.

解　在 R_1 和 R_2 之间 r 处取 dm，dm 宽为 dr，面密度为 σ，即

$$\sigma=\frac{m}{\pi\left(R_2^{\ 2}-R_1^{\ 2}\right)}$$

所求转动惯量为

$$J=\int r^2\mathrm{d}m=2\pi\sigma\int_{R_1}^{R_2}r^3\mathrm{d}r=\frac{\pi\sigma\left(R_2^{\ 4}-R_1^{\ 4}\right)}{2}=\frac{1}{2}m\left(R_2^{\ 2}+R_1^{\ 2}\right)$$

(4) 地球对自转轴的转动惯量是 $0.33mR^2$，其中 m 为地球质量，R 为地球半径，求地球的自转动能(设 m=5.97×10^24^kg，R=6.37×10^6^m).

解　设地球的自转角速度为 ω，一天的时间长为 T，则

$$\omega=2\pi/T=2\times3.1416/\left(24\times3600\right)\approx7.27\times10^{-5}(\mathrm{rad\cdot s^{-1}})$$

自转动能

$$E_k=J\omega^2/2\approx2.11\times10^{29}\,\mathrm{J}$$

(5) 直径为 0.3m、质量为 5.0kg 的飞轮边缘绕有绳子. 现以恒力拉绳子，使之由静止均匀地加速，经 10s 后转速达 $10\,\mathrm{r\cdot s^{-1}}$. 设飞轮的质量均匀地分布在外周上，求：

① 飞轮的角加速度和在这段时间内转过的转数；

② 拉力和拉力所做的功.

解　①由角加速运动的公式 $\omega=\alpha t$ 得飞轮的角加速度为

$$\alpha=\frac{\omega}{t}=\frac{2\pi\times10}{10}=2\pi(\mathrm{rad\cdot s^{-1}})$$

10s 内转过的转数为

$$n=\frac{\Delta\theta}{2\pi}=\frac{1}{2\pi}\cdot\frac{1}{2}\alpha t^2=50\mathrm{r}$$

② 由转动定理

$$M=J\alpha=mR^2\alpha$$

又因为

$$M=FR$$

所以拉力为

$$F = \frac{M}{R} = \frac{mR^2\alpha}{R} = mR\alpha = 5\times0.15\times2\pi = 1.5\pi \approx 4.71(\text{N})$$

力矩做功

$$A = M\Delta\theta = FR\Delta\theta = 1.5\pi\times0.15\times50\times2\pi \approx 222(\text{J})$$

(6) 在边长为 0.04m 的正方体材料两个相对面上，各施加大小相等、方向相反的切向力 9.8×10^2N，施加力后两面的相对位移为 0.001m，求该物体的剪切模量.

解 已知 $\Delta x = 0.001\text{m}$，切应变

$$\gamma = \frac{\Delta x}{d} = \frac{0.001}{0.04} = 0.025$$

应力截面面积

$$S = d^2 = 0.04^2 = 0.0016(\text{m}^2)$$

切变模量为

$$G = \frac{\tau}{\gamma} = \frac{F/S}{\gamma} = \frac{F}{\gamma S} = \frac{9.8\times10^2}{0.025\times0.0016} \approx 2.5\times10^7(\text{N}\cdot\text{m}^{-2})$$

1.5 自我检测题

(1) 一个质点沿 x 轴运动的规律为 $x=t^2-4t+5$ (m)，质点在前 3s 的运动位移和路程分别为 Δr 和 Δs，则( ).

A. $\Delta r=\Delta s=3\text{m}$　　B. $\Delta r=\Delta s=-3\text{m}$

C. $\Delta r=-3\text{m}$，$\Delta s=5\text{m}$　　D. $\Delta r=3\text{m}$，$\Delta s=5\text{m}$

(2) 已知两个物体 A 和 B 的质量和速率都不相同，若物体 A 比物体 B 的动能大，则它们的动量关系为( ).

A. $p_A>p_B$　　B. $p_A<p_B$　　C. $p_A=p_B$　　D. 无法确定

(3) 两个倾角不同、高度和质量都相同的光滑斜面放在光滑的平面上，有两个完全相同的小球从两个斜面的顶点由静止开始滚下，则( ).

A. 小球到达斜面底端时动量相等

B. 小球到达斜面底端时动能相等

C. 小球、斜面和地球组成的系统机械能不守恒

D. 小球和斜面组成的系统在水平方向上动量守恒

(4) 改变下列哪个因素刚体的转动惯量不会随之变化( ).

A. 刚体的质量　　B. 刚体所受的力　　C. 刚体转轴的位置　　D. 刚体的形状

(5) 质量完全相同的两个细棒，第一根细棒的转轴通过中点垂直于细棒，第二根细棒的转轴在一端与棒垂直，两者的转动惯量之比等于( ).

A. 1∶4　　B. 1∶2　　C. 4∶1　　D. 2∶1

(6) 已知地球的质量为 m，太阳的质量为 M，地心与日心的距离为 R，引力常量为 G，

则地球绕太阳做圆周运动的角动量为(   ).

A. $m\sqrt{GMR}$　　B. $\sqrt{\frac{GMm}{R}}$　　C. $Mm\sqrt{\frac{G}{R}}$　　D. $\sqrt{\frac{GMm}{2R}}$

(7) 一名花样滑冰运动员由张开双臂转动到收拢双臂转动的过程中，他的(   ).

A. 转动惯量增大，角速度减小　　B. 转动惯量减小，角速度增大

C. 转动惯量增大，角速度增大　　D. 转动惯量减小，角速度减小

(8) 电动机带动一个转动惯量为 50 $kg \cdot m^2$ 的系统做定轴转动，在 0.5 s 内由静止开始，最后达到 $120 r \cdot min^{-1}$ 的转速. 假定在这一过程中转速是均匀增加的，则电动机对转动系统施加的力矩为(   ).

A. $\pi \times 10^2$ N·m　　B. $2\pi \times 10^2$ N·m

C. $4\pi \times 10^2$ N·m　　D. $8\pi \times 10^2$ N·m

(9) 一个刚体在力矩的作用下做定轴转动，其角加速度为 α，如此时在同方向上再加一个力矩 M，刚体获得的角加速度变为 β，则此刚体的转动惯量为(   ).

A. M/α　　B. M/β　　C. $M/(\alpha-\beta)$　　D. $M/(\beta-\alpha)$

(10) 一根长为 l 的细绳一端固定于光滑水平面上的 O 点处，另一端系一质量为 m 的小球，开始时绳子是松弛的，小球与 O 点的距离为 h，并以某个初速率沿该光滑水平面上一直线运动，该直线垂直于小球初始位置与 O 点的连线. 当小球与 O 点的距离达到 l 时，绳子绷紧从而使小球沿一个以 O 点为圆心的圆形轨迹运动，则小球做圆周运动时的动能 E_k 与初动能 E_{k0} 的比值 E_k/E_{k0} 为(   ).

A. h^2/l^2　　B. l^2/h^2　　C. h/l　　D. l/h

(11) 一个飞轮以角速度 ω 绕轴旋转，飞轮对轴的转动惯量为 J，另一静止飞轮突然被同轴啮合到转动的飞轮上，该飞轮对轴的转动惯量为前者的两倍，啮合后整个系统的角速度为(   ).

A. ω　　B. $\omega/2$　　C. $\omega/3$　　D. $\omega/6$

(12) 将两根长度和横截面积都相同的钢丝和铝丝串联在一起共同承担拉伸负载. 钢和铝的杨氏模量分别为 Y_1 和 Y_2，它们的绝对伸长量之比为(   ).

A. 1：1　　B. 1：2　　C. Y_1：Y_2　　D. Y_2：Y_1

自我检测题答案 1　　典型例题讲解微课 1

(哈尔滨医科大学　王晨光)

第 2 章　流体的运动

2.1　基本要求

(1) 掌握：理想流体、定常流动、连续性方程、伯努利方程及其应用.

(2) 理解：牛顿黏滞定律、层流与湍流、雷诺数、斯托克斯定律和泊肃叶定律.

(3) 了解：心脏做功.

2.2　内容提要

1. 理想流体

(1) 理想流体的定义：不可压缩又无黏性的流体.

(2) 定常流动.

流场：在流体运动过程中，任一瞬间，在流体占据空间的任一点都具有一定的速度，每一点都有一个流速矢量，通常将这些流速矢量构成的空间称为流场.

流线：在流场中画许多曲线，使得任一瞬间，曲线上的任一点的切线方向与流过该点流体质元的速度方向一致，这种曲线称为流线.

流管：在流体内部，由流线围成的细管.

非定常流动：流场中各点的流速随位置和时间的变化而改变，即 $v = v(x, y, z, t)$，流场是空间和时间的函数，流线的形状亦随时间而变.

定常流动：如果流场中各点的流速不随时间变化，即 $v = v(x, y, z)$，则流速是空间的函数.

(3) 连续性方程.

不可压缩流体做定常流动时的连续性方程：$S_1v_1 = S_2v_2$.

(4) 伯努利方程.

$$p_1 + \frac{1}{2}\rho v_1^2 + \rho g h_1 = p_2 + \frac{1}{2}\rho v_2^2 + \rho g h_2$$

理想流体做定常流动时，同一流管中各截面处流体单位体积内的动能、势能以及该处的压强三者之和都相等，为一常量.

2. 黏性流体

(1) 牛顿黏滞定律：$F=\eta S\dfrac{\mathrm{d}v}{\mathrm{d}x}$，其中$\eta$为黏滞系数.

(2) 层流、湍流、雷诺数.

层流：黏性流体的分层流动.

湍流：当流速逐渐增大时，层流状态将被破坏，各流层会相互掺和，流体质元出现垂直于流动方向的分速度，整个流体做紊乱的无规则运动.

雷诺数：$Re=\dfrac{\rho vr}{\eta}$.

(3) 黏性流体的伯努利方程：$p_1+\dfrac{1}{2}\rho v_1^2+\rho g h_1=p_2+\dfrac{1}{2}\rho v_2^2+\rho g h_2+\Delta E_{12}$.

(4) 斯托克斯定律：$f=6\pi\eta vR$.

(5) 泊肃叶定律：$Q=\dfrac{\pi R^4}{8\eta L}(p_1-p_2)=\dfrac{\Delta p}{R_{\mathrm{f}}}$. 流阻：$R_{\mathrm{f}}=\dfrac{8\eta L}{\pi R^4}$.

2.3 书后习题解答

2-1 流体流动时，流线为什么不会相交?

答 如果流线相交，相交点处可以作两条切线，即相交点处有两个速度方向，和流体流动实际情况不符.

2-2 为什么流管内的流体不会流出到管壁外，流管外的流体也不会穿过管壁流入管内?

答 如果流管内的流体流出到管壁外则会造成流线相交，故流管内流体不会流出到管外. 同理，流管外的流体也不会穿过管壁流入管内.

2-3 水流过三通管A管后，经B、C两支管流出，已知三管横截面分别为S_{A}=100cm^2，S_{B}=40cm^2，S_{C}=80cm^2，A、B两管中的流速分别为v_{A}=40cm · s^{-1}，v_{B}=30cm · s^{-1}，求C管中的流速v_{C}.

解 由连续性方程

$$S_{\mathrm{A}}v_{\mathrm{A}}=S_{\mathrm{B}}v_{\mathrm{B}}+S_{\mathrm{C}}v_{\mathrm{C}}$$

代入数值，得

$$v_{\mathrm{C}}=35\mathrm{cm}\cdot\mathrm{s}^{-1}$$

2-4 两艘轮船平行行进时，若靠得比较近，则极易发生碰撞，为什么?

答 两船之间流线密度大，水流速度变快，压强变小，两船之间水的压强小于两船外侧水的压强，使得两船容易靠拢而碰撞.

2-5 根据泊肃叶定律，试分析可采用哪些方法来改善血液循环.

答 泊肃叶定律$Q=\frac{\pi R^4}{8\eta l}\Delta p$. 首先，流量与管道半径的四次方成正比，所以让患者吃扩血管药物来扩张血管可以改善血液循环；其次，流量与黏度成反比，降低血液黏度同样可以改善血液循环.

2-6 长江三峡水利枢纽工程简称“三峡工程”，是当今世界上最大的水利枢纽工程. 大坝为混凝土重力坝，大坝坝顶总长 3035m，坝高 185m，设计正常蓄水水位为 175m(汛期水位为 145m)，左、右岸厂房共安装 26 台水能发电机组，机组单机容量均为 70 万千瓦，总装机容量 1820 万千瓦，年平均发电量 846.8 亿度. 水位按 175m，试估算泄洪深孔水流速度.

解 $v=\sqrt{2gh}=\sqrt{2\times 9.8\times 175}\approx 58.6(\mathrm{m\cdot s^{-1}})$.

2-7 当前我国高铁列车的速度已达到 $350\mathrm{km\cdot h^{-1}}$，列车经过时带动的风速能达 $20\,\mathrm{m\cdot s^{-1}}$，相当于 7～8 级大风. 为避免造成人员伤亡事故，需设置安全线. 试解释安全线内站人为什么会有被列车吸进去的危险.

答 根据伯努利方程，流速快处压强小（空吸现象），造成人前后存在压强差，产生了指向列车方向的压力.

2-8 在足球场上，一个绝妙的“香蕉球”可以绕过人墙，穿过守门员的防线，飞入球门. 这是在观看高水平足球赛时经常遇到的精彩场面. 根据题图 2-8，分析讨论“香蕉球”形成的原因.

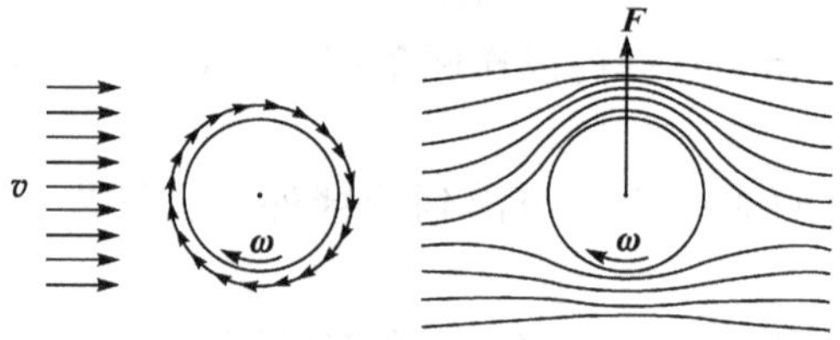

题图 2-8

答 球由右向左运动，由于球的旋转，球前进方向的右侧气流速度快，压强小，故球受到一个指向右侧的力，即马格纳斯效应，球的运动轨迹呈弧线. 这就是“香蕉球”的形成原因.

2-9 在微循环中，红细胞(RBC)会向轴向集中，而在血管管壁处形成血浆层. 为什么会出现这种现象呢?

答 速度梯度使红细胞旋转，红细胞近轴端处血浆相对流速快，红细胞也会受到轴向的推力，故红细胞会向轴向集中而在血管壁处形成血浆层.

2-10 液体在水平管道中流动，A 处和 B 处的横截面积分别为 S_A 和 S_B. B 处管口与大气相通，压强为 p_0，若在 A 处用细管与容器相通，如题图 2-10 所示，试证明，当 h 满足关系 $h=\frac{Q^2}{2g}\left(\frac{1}{S_A^2}-\frac{1}{S_B^2}\right)$ 时，A 处的压强刚好能将比水平管低 h 处的同种液体吸上来，其中 Q 为体积流量.

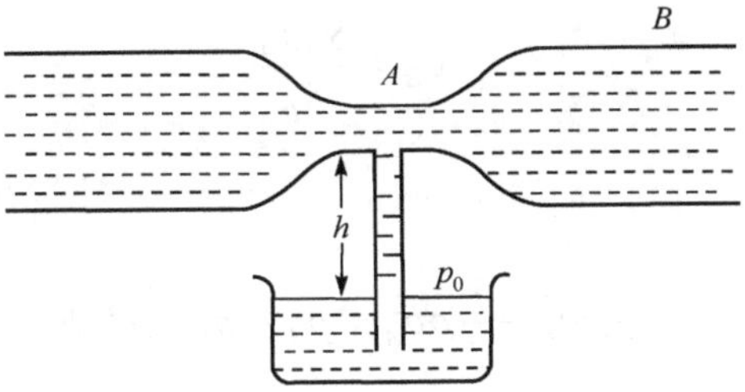

题图 2-10

证明　当 A 处的压强刚好能将比水平管低 h 处的同种液体吸上来时，由题意可得

$$S_A v_A = S_B v_B = Q \tag{1}$$

$$p_A + \frac{1}{2}\rho v_A^2 = p_B + \frac{1}{2}\rho v_B^2 \approx p_0 + \frac{1}{2}\rho v_B^2 \tag{2}$$

$$p_A + \rho g h = p_0 \tag{3}$$

由方程(2)，得

$$p_0 - p_A = \frac{1}{2}\rho v_A^2 - \frac{1}{2}\rho v_B^2$$

将式(3)代入上式得

$$\rho g h = \frac{1}{2}\rho v_A^2 - \frac{1}{2}\rho v_B^2$$

与方程(1)联立得到

$$h = \frac{p_0 - p_A}{\rho g} = \frac{1}{2g}(v_A^2 - v_B^2) = \frac{Q^2}{2g}\left(\frac{1}{S_A^2} - \frac{1}{S_B^2}\right)$$

2-11　如题图 2-11 所示，水平管下装有 U 形管，U 形管内装有水银．已知水平管粗、细处的横截面面积分别为：$S_A = 5.0\times10^{-3}\,\text{m}^2$，$S_B = 1.0\times10^{-3}\,\text{m}^2$．当水平管中有水流做定常流动时，测得 U 形管中水银面的高度差 $h = 3.0\times10^{-2}\,\text{m}$．求水流在粗管处的流速 v_A．已知水和水银的密度分别为 $\rho = 1.0\times10^3\,\text{kg}\cdot\text{m}^{-3}$，$\rho' = 1.36\times10^4\,\text{kg}\cdot\text{m}^{-3}$．

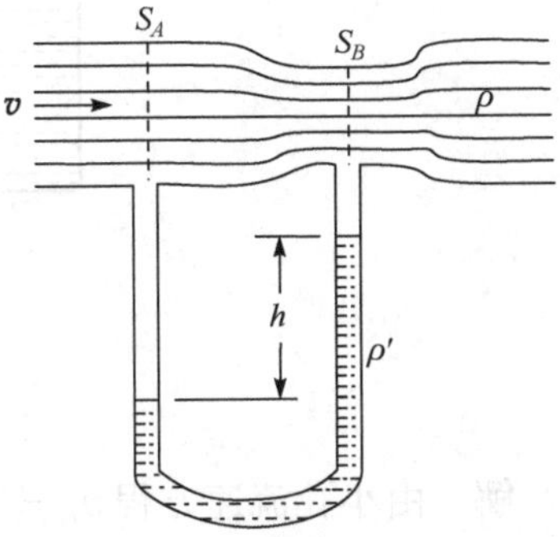

题图 2-11

解　设水流在细管处的流速为 v_B，则由连续性方程和伯努利方程有

$$S_A v_A = S_B v_B \tag{1}$$

$$p_A + \frac{1}{2}\rho v_A^2 = p_B + \frac{1}{2}\rho v_B^2 \tag{2}$$

$$p_A - p_B = \rho' g h \tag{3}$$

由式(1)得

$$v_B = \frac{S_A v_A}{S_B}$$

代入式(2)并与式(3)联立

$$\frac{1}{2}\rho v_B^2 - \frac{1}{2}\rho v_A^2 = p_A - p_B = \rho' gh$$

$$\frac{1}{2}\rho\left(\frac{S_A^2}{S_B^2} - 1\right)v_A^2 = \rho' gh$$

$$v_A = S_B\sqrt{\frac{2\rho' gh}{\rho(S_A^2 - S_B^2)}} \approx 0.58\text{m}\cdot\text{s}^{-1}$$

2-12 如题图 2-12 所示的采气管，如果 U 形管压强计指示的水柱高度差为 2cm，若某种气体的密度为 $\rho = 2\text{kg}\cdot\text{m}^{-3}$，采气管的截面积 S_A 为 10cm^2，求 10min 内可采集到多少该种气体.

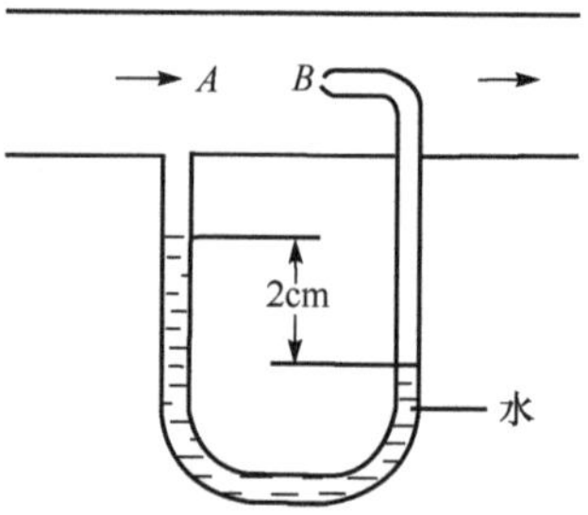

题图 2-12

解 依题意 $v_B=0$，$h_A=h_B$，由伯努利方程

$$p_A + \frac{1}{2}\rho v_A^2 = p_B\text{，}\qquad p_B - p_A = \rho_{水} gh$$

得

$$v_A = \sqrt{\frac{2\rho_{水} gh}{\rho}} \approx 14\text{m}\cdot\text{s}^{-1}$$

$$Q = S_A v_A = 1.4\times10^{-2}\text{m}^3\cdot\text{s}^{-1}$$

所以 10min 内可采集气体的量 $V = 600\times1.4\times10^{-2} = 8.4(\text{m}^3)$.

2-13 如题图 2-13 所示，两个盛水的开口容器 B 和 F，容器 B 的底部接一根水平流管，管 C 处的截面是 D 处的 1/2，且 D 处的截面远小于容器 B 的截面，在 C 处，开口引管 E 浸入容器 F 中，如果容器 B 中的水沿水平管做定常流动，且 D 处与 B 中液面高度差为 h，求 E 管内水上升的高度 H.

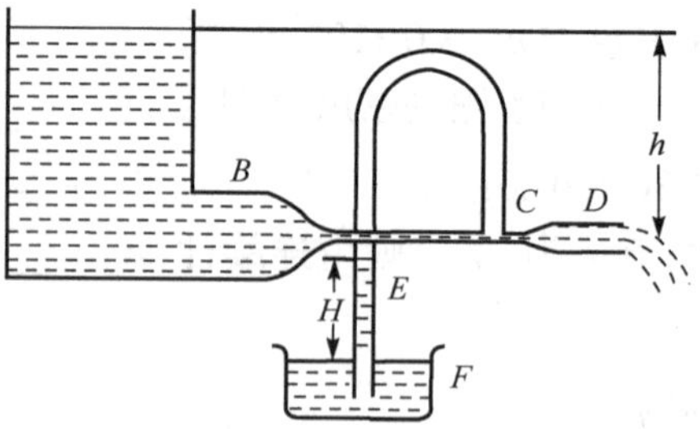

题图 2-13

解 由小孔流速方程 $v_D = \sqrt{2gh}$，根据连续性方程 $S_C v_C = S_D v_D$，又 $S_C = \frac{1}{2}S_D$，得

$$v_C = 2\sqrt{2gh}$$

取同一水平流线上 C 点和 D 点，又 $p_D = p_0$，由伯努利方程

$$p_C + \frac{1}{2}\rho v_C^2 = p_D + \frac{1}{2}\rho v_D^2 = p_0 + \frac{1}{2}\rho v_D^2$$

$$p_C + 3\rho gh = p_0$$

压强关系为

$$p_C + \rho gH = p_0$$

所以

$$H = 3h$$

2-14　某人的心脏血液输出量为 $8.5\times10^{-5}\text{m}^3\cdot\text{s}^{-1}$，体循环的总压强差为 11.83kPa，问此人的体循环总流阻是多少？

解　$R_\text{f} = \dfrac{\Delta p}{Q} = \dfrac{11.83\times10^3}{8.5\times10^{-5}} \approx 1.39\times10^8(\text{Pa}\cdot\text{s}\cdot\text{m}^{-3})$.

2.4　典型习题及解答

1. 选择题

(1) 理想流体的密度和黏度不同于实际流体，它们是(　　).

A. 密度可变又有黏性　　B. 密度不变又无黏性

C. 密度可变又无黏性　　D. 密度不变又有黏性

(2) 理想流体做定常流动时(　　).

A. 流经空间中各点的速度相同　　B. 流速一定很小

C. 其流线是一组平行线　　D. 流线上各点的速度都不随时间而变

(3) 理想流体在水平管中稳定流动时，管的截面积 S、流速 v、压强 p 三者的关系为(　　).

A. S 大处，v 小，p 大　　B. S 大处，v 小，p 小

C. S 小处，v 小，p 大　　D. S 小处，v 小，p 小

(4) 一个容器侧面开有两孔，孔 1 在液面下 7.5 cm，孔 2 在液面下 15 cm，液体从两孔流出，则它们的速度关系为(　　).

A. $v_1 = v_2$　　B. $v_2 = 2v_1$　　C. $v_1 = 2v_2$　　D. $v_2 = \sqrt{2}v_1$

(5) 如选择题(5)图所示，水在粗细均匀的虹吸管中流动时(　　).

A. $p_1 = p_2 = p_3 = p_4$　　B. $p_1 < p_2 < p_3 < p_4$

C. $p_1 = p_4 > p_2 = p_3$　　D. $p_1 > p_2 > p_3 > p_4$

(6) 如选择题(6)图所示，一根截面不均匀的水平管($S_1 > S_2 = S_3$)下面接有山形管，山形管内装有水银，当气体从水平管流过时，山形管中水银面的高度为(　　).

A. S_2、S_3 处高于 S_1 处　　B. S_1 处高于 S_2、S_3 处

C. 沿气流方向逐渐降低　　　　D. 沿气流方向逐渐升高

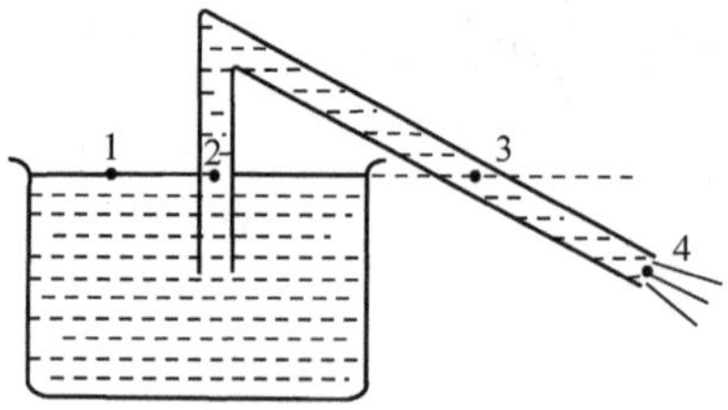

选择题(5)图

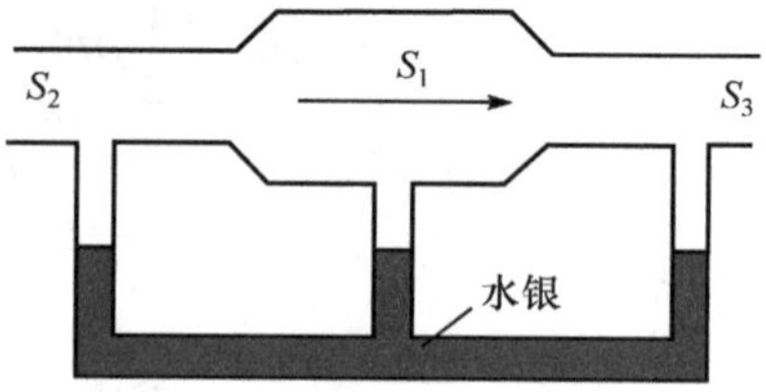

选择题(6)图

(7) 当血管的直径减小为原来的一半时，流阻将变为原来的(　　).

A. 8 倍　　B. 16 倍　　C. 32 倍　　D. 256 倍

(8) 黏性流体通过长度为 l、管径为 r 的流管，流阻为 R，若再通过长度为 l、管径为 $r/3$ 的流管，则两段流管的总流阻为(　　).

A. $2R$　　B. $9R$　　C. $10R$　　D. $82R$

答　　案

(1) B；(2) D；(3) A；(4) D；(5) C；(6) A；(7) B；(8) D.

2. 填空题

(1) 理想流体是指________且________的流体.

(2) 伯努利方程使用的条件是________，________，________.

(3) 流线上流速为零的点称为________.

(4) 测量血压时一定要注意________和所测量的________.

(5) 水和血浆属于________流体.

(6) 液体的黏度与液体的种类、杂质浓度、温度因素有关，且随着温度的升高而________.

(7) 血液在血管中流动时，______的大小反映了血液所受阻力的大小，并且其与________的四次方成反比.

答　　案

(1) 不可压缩，没有黏性；(2) 理想流体，定常流动，同一流线；(3) 驻点；(4) 体位，部位；(5) 牛顿；(6) 降低；(7) 流阻，血管半径.

3. 计算题

(1) 如计算题(1)图所示，水在管道中流动，$S_A=4S_B$，$v_A=2\text{m}\cdot\text{s}^{-1}$，$h_B=2\text{m}$，$A$ 点的压强为 $2\times10^5\text{N}\cdot\text{m}^{-2}$，求 B 点的压强.

解　由连续性方程

$$S_A v_A = S_B v_B$$

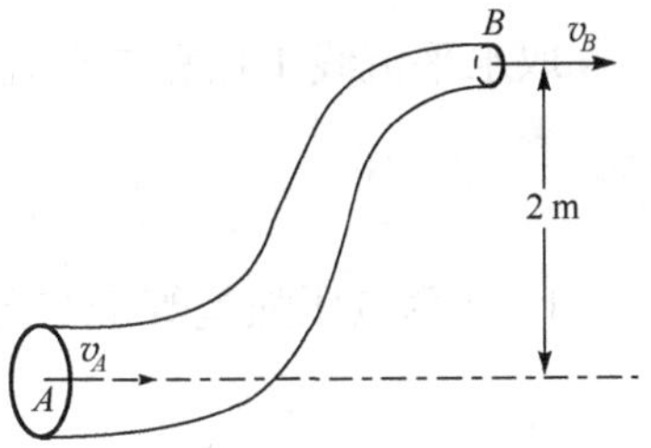

计算题(1)图

得

$$v_B = 8\text{m}\cdot\text{s}^{-1}$$

又由伯努利方程

$$p_A + \frac{1}{2}\rho v_A^2 = p_B + \frac{1}{2}\rho v_B^2 + \rho g h_B$$

解方程并代入数据得

$$p_B = 1.5\times10^5\,\text{N}\cdot\text{m}^{-2}$$

(2) 水在截面不同的水平管中做稳定流动，出口处的截面积为管的最细处截面积的 3 倍，若出口处流速为 $2\text{m}\cdot\text{s}^{-1}$，问最细处的压强为多少？若在此最细处开一个小孔，水会不会流出来？

解　设出口处为 1 点，最细处为 2 点，由连续性方程 $S_1v_1 = S_2v_2$，得 $v_2 = 6\text{m}\cdot\text{s}^{-1}$，代入伯努利方程

$$p_2 + \frac{1}{2}\rho v_2^2 = p_1 + \frac{1}{2}\rho v_1^2 = p_0 + \frac{1}{2}\rho v_1^2$$

得

$$p_2 = 85325\text{Pa} < p_0$$

所以在最细处开一小孔，水不会流出.

(3) 空气通过计算题(3)图所示的管道，流量为 $1200\text{cm}^3\cdot\text{s}^{-1}$. 假设空气是理想流体，求 U 形管中 Hg 柱的高度差 h(ρ_{air}=1.28$\text{kg}\cdot\text{m}^{-3}$，$\rho_{\text{Hg}} = 1.36\times10^4\text{kg}\cdot\text{m}^{-3}$).

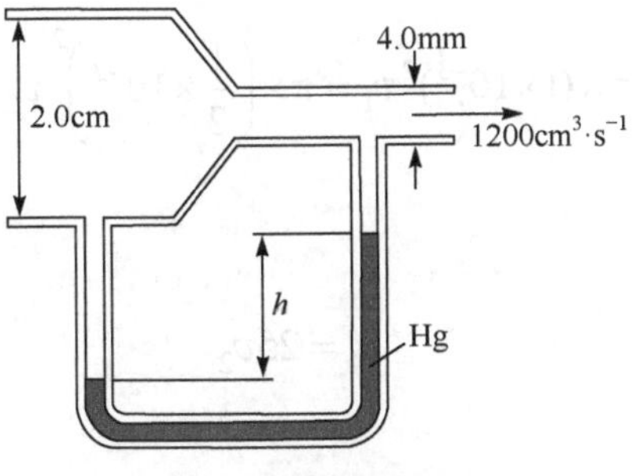

计算题(3)图

解　设水平管粗处为 2 点，细处为 1 点，由流量公式 $Q = S_1v_1 = S_2v_2$ 得粗处流速为

$$v_2 = \frac{1200\times10^{-6}}{\pi\times(1.0\times10^{-2})^2} \approx 3.82(\text{m}\cdot\text{s}^{-1})$$

细处流速为

$$v_1 = \frac{1200\times10^{-6}}{\pi\times(2.0\times10^{-3})^2} \approx 95.5(\text{m}\cdot\text{s}^{-1})$$

取水平流线 1 点和 2 点处，应用伯努利方程

$$p_2+\frac{1}{2}\rho_{air}v_2^2=p_1+\frac{1}{2}\rho_{air}v_1^2$$

1、2 两点压强差等于 U 形管内液体高度差乘 $g\cdot\rho_{Hg}$ (其中 g=9.8m·s^{-2})

$$\rho_{Hg}gh=p_2-p_1=\frac{1}{2}\rho_{air}v_1^2-\frac{1}{2}\rho_{air}v_2^2$$

$$h=\frac{1}{2\rho_{Hg}g}\rho_{air}(v_1^2-v_2^2)=4.372\times10^{-2}\text{m}=4.372\text{cm}$$

(4) 空气通过计算题(4)图示的管道，U 形管中 Hg 柱的高度差为 10cm，假设空气是理想流体．其中，$\rho_{air}=1.28\text{kg}\cdot\text{m}^{-3}$，$\rho_{Hg}=1.36\times10^4\text{kg}\cdot\text{m}^{-3}$．求：

① 1 点的速度 v_1 和 2 点的速度 v_2.

② 体积流量.

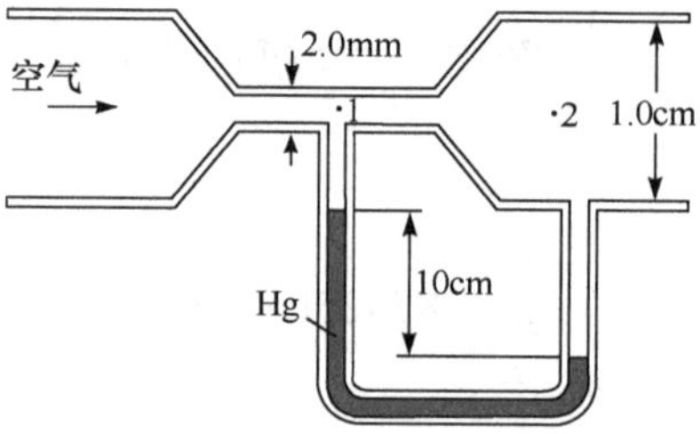

计算题(4)图

解 ① 由连续性方程并代入已知数据

$$\pi\times(1\times10^{-3})^2v_1=\pi\times\left(\frac{1}{2}\times10^{-2}\right)^2v_2$$

得

$$v_1=25v_2$$

将结果代入伯努利方程

$$p_2+\frac{1}{2}\rho_{air}v_2^2=p_1+\frac{1}{2}\rho_{air}v_1^2$$

即

$$p_2-p_1=\frac{1}{2}\rho_{air}(25v_2)^2-\frac{1}{2}\rho_{air}v_2^2=\rho_{Hg}gh$$

代入数据得

$$v_2\approx5.78\text{m}\cdot\text{s}^{-1},\qquad v_1\approx144.5\text{m}\cdot\text{s}^{-1}$$

② $Q = S_1 v_1 = \pi \times (1\times 10^{-3})^2 \times 144.5 \approx 4.54\times 10^{-4}(m^3 \cdot s^{-1})$.

2.5　自我检测题

(1) 在理想流体的定常流动过程中，下面说法不正确的是(　　).

A. 流线上任何一点的切线方向都与流体通过该点时的速度方向一致

B. 流管的形状不随时间而改变

C. 流线的分布不随时间而改变

D. 流管内外的流体可以相互交换

(2) 流体在同一流管中做定常流动，对于不同截面积处的流量关系是(　　).

A. 截面积大处流量大

B. 截面积小处流量小

C. 截面积大处流量等于截面积小处流量

D. 截面积小处流量大

(3) 水在水平管中做定常流动，管半径为 3.0cm 处的流速为 $1.0m\cdot s^{-1}$，那么在管中半径为 1.5cm 处的流速是(　　).

A. $0.25m\cdot s^{-1}$　　B. $0.5m\cdot s^{-1}$

C. $2.0m\cdot s^{-1}$　　D. $4.0m\cdot s^{-1}$

(4) 水从一根截面积为 $10cm^2$ 的水平管 A，流入两根并联的水平管 B 和 C，它们的截面积分别是 $8cm^2$ 和 $6cm^2$，若水在管 A 中的流速为 $1m\cdot s^{-1}$，在管 B 中的流速为 $0.5m\cdot s^{-1}$，则水在管 C 中的流速为(　　).

A. $0.5\ m\cdot s^{-1}$　　B. $0.875m\cdot s^{-1}$

C. $1\ m\cdot s^{-1}$　　D. $1.5m\cdot s^{-1}$

(5) 在圆柱形容器内盛有 4 m 深的水，在侧壁水面下 3m 和 1m 处各有两个同样大的小孔，在此瞬时从上、下两孔流出水的流量之比是(　　).

A. 1 : 3　　B. $\sqrt{3}$: 1　　C. 1 : $\sqrt{3}$　　D. 3 : 1

(6) 当海上两艘轮船同向高速并进时，彼此极易靠拢而导致两船相撞，其中原因是(　　).

A. 两船间的水流速度大、压强大

B. 两船间的水流速度大、压强小

C. 两船间的水流速度小、压强大

D. 两船间的水流速度小、压强小

(7) 运用黏滞定律的条件是(　　).

A. 牛顿流体做层流　　B. 牛顿流体做湍流

C. 非牛顿流体做层流　　D. 理想流体做定常流动

(8) 动脉血管狭窄可能导致的后果是(　　).

A. 血流雷诺数增大，由层流变湍流

B. 血流雷诺数减小，由层流变湍流

C. 血流雷诺数减小，由湍流变层流

D. 血流雷诺数增大，由湍流变层流

(9) 某种黏滞流体通过管半径为 r 的管道时流阻为 R，如果将管半径增加一倍，其流阻变为(　　).

A. $R/2$　　B. $R/8$　　C. $R/16$　　D. $8R$

自我检测题答案 2　　典型例题讲解微课 2

(福建医科大学　郑海波)

第 3 章　分子动理论

3.1　基本要求

(1) 掌握：理想气体的状态方程、压强和能量；三种统计速率及其意义；液体表面张力、表面能和弯曲液面的附加压强；毛细现象.

(2) 理解：理想气体微观模型和统计假设、能量均分定理、气体分子速率分布函数的意义和麦克斯韦速率分布律、平均碰撞频率、平均自由程等概念；空气栓塞现象.

(3) 了解：液体的表面活性物质和表面吸附.

3.2　内容提要

1. 理想气体

(1) 理想气体：理想气体可看作由大量的、自由的、不断做无规则运动的、大小可忽略不计的弹性小球所组成. 由理想气体假设所推得的结果在一定范围内可以解释实际气体的基本性质.

(2) 理想气体的状态方程

$$pV = \frac{m}{M}RT$$

(3) 理想气体的压强

$$p = \frac{1}{3}nm_0\overline{v^2} = \frac{2}{3}n\left(\frac{1}{2}m_0\overline{v^2}\right) = \frac{2}{3}n\bar{\varepsilon}$$

其中，$\overline{v^2}$ 为分子平动速度平方的平均值，$\bar{\varepsilon} = \frac{1}{2}m_0\overline{v^2}$ 表示分子的平均平动能.

(4) 理想气体分子的平均平动能

$$\bar{\varepsilon} = \frac{1}{2}m_0\overline{v^2} = \frac{3}{2}\cdot\frac{R}{N_A}\cdot T = \frac{3}{2}kT$$

其中，$k = \frac{R}{N_A}$，称为玻尔兹曼常量，由于 $R = 8.314\text{J}\cdot\text{mol}^{-1}\cdot\text{K}^{-1}$，$N_A = 6.022\times10^{23}\text{mol}^{-1}$，故得 $k = 1.381\times10^{-23}\text{J}\cdot\text{K}^{-1}$.

(5) 理想气体的内能.

能量按自由度均分定理

$$\frac{1}{2}m_0\overline{v_x^2}=\frac{1}{2}m_0\overline{v_y^2}=\frac{1}{2}m_0\overline{v_z^2}=\frac{1}{3}\cdot\frac{1}{2}m_0\overline{v^2}=\frac{1}{2}kT$$

分子平均动能

$$\bar{\varepsilon}_{\rm k}=\frac{i}{2}kT$$

单原子分子，i=3；双原子分子，i=5.

理想气体内能

$$U=\frac{m}{M}N_{\rm A}\cdot\frac{i}{2}kT=\frac{m}{M}\cdot\frac{i}{2}RT$$

(6) 道尔顿分压定律. 混合气体的总压强为

$$p=(n_1+n_2+n_3+\cdots)kT=n_1kT+n_2kT+n_3kT+\cdots$$

2. 气体分子的麦克斯韦速率分布律

(1) 麦克斯韦速率分布律

$$f(v)=4\pi\left(\frac{m_0}{2\pi kT}\right)^{\frac{3}{2}}\cdot{\rm e}^{-\frac{m_0v^2}{2kT}}\cdot v^2$$

(2) 气体分子的三种统计速率.

最概然速率

$$v_{\rm p}=\sqrt{\frac{2kT}{m_0}}=\sqrt{\frac{2RT}{M}}\approx1.41\sqrt{\frac{RT}{M}}$$

平均速率

$$\bar{v}=\sqrt{\frac{8kT}{\pi m_0}}=\sqrt{\frac{8RT}{\pi M}}\approx1.60\sqrt{\frac{RT}{M}}$$

方均根速率

$$\sqrt{\overline{v^2}}=\sqrt{\frac{3kT}{m_0}}=\sqrt{\frac{3RT}{M}}\approx1.73\sqrt{\frac{RT}{M}}$$

(3) 玻尔兹曼能量分布律.

分子按势能分布的玻尔兹曼分布律：$n=n_0{\rm e}^{-\frac{E_{\rm p}}{kT}}$；

重力场中气体的分子数密度 n 随着高度 z 的分布：$n=n_0{\rm e}^{-\frac{m_0gz}{kT}}$；

等温气压公式：$p=p_0{\rm e}^{-\frac{Mgz}{RT}}$.

(4) 平均碰撞频率和平均自由程.

平均碰撞频率：$\overline{Z}=\sqrt{2}n\pi d^2\overline{v}$.

平均自由程：$\overline{\lambda}=\dfrac{1}{\sqrt{2}n\pi d^2}$ 或 $\overline{\lambda}=\dfrac{kT}{\sqrt{2}\pi d^2 p}$.

3. 液体的表面现象

(1) 表面张力和表面能.

表面张力：促进液体表面收缩的力. 表面张力的方向与分界线垂直，并与液体表面相切. $F=\sigma L$.

表面能：表面层中所有分子高出液体内部分子的那部分势能的总和. $\sigma=\dfrac{\Delta A}{\Delta S}=\dfrac{\Delta E_{\rm p}}{\Delta S}$.

(2) 弯曲液面的附加压强.

弯曲液面的附加压强：$\Delta p=\dfrac{2\sigma}{R}$.

球形液膜的内外压强差：$\Delta p=\dfrac{4\sigma}{R}$.

(3) 毛细现象和空气栓塞现象.

润湿：当附着力大于内聚力时，附着层内的液体分子将受到指向固体的力，这种力使附着层有扩展趋势，这就是液体能够润湿固体.

不润湿：当附着力小于内聚力时，附着层内的液体分子将受到指向液体内部的引力作用，这种力使附着层有缩小的趋势，这就是液体不能润湿固体.

接触角：在液体与固体的接触处，作液体表面的切线与固体表面的切线，这两条切线在液体内部所成的角θ.

毛细现象：将毛细管的一端插入液体中，液体润湿管壁时，管内液面上升，不润湿时则下降. 液面上升或下降的高度为$h=\dfrac{2\sigma\cos\theta}{\rho gr}$.

空气栓塞现象：当液体在细管中流动时，如果管内出现气泡，那么由于附加压强的作用，液体的流动将受到阻碍. 气泡很多时，就会发生阻塞，液体不能流动.

(4) 表面活性物质与表面吸附.

表面活性物质：能使液体表面张力系数减小的物质称为该液体的表面活性物质.

表面吸附：表面活性物质在溶液的表面层聚集并伸展成薄膜的现象.

3.3 书后习题解答

3-1 气体处于热平衡状态时有什么特征？平衡态时可用哪些态参量描述气体的宏观状态？

答 (1) 平衡态仅指系统的宏观性质不随时间变化. 从微观的角度看，在平衡态下，组成系统的大量粒子仍在不停地、无规则地运动着，只是大量粒子运动的平均效果不变，这在宏观上表现为系统达到平衡，因此，这种平衡态又称热动平衡态.

(2) 可用体积 V、压强 p、温度 T 三个物理量来描述它的状态，称为状态参量(或态参量).

3-2 理想气体压强公式推导过程中，哪些地方用到了理想气体的微观模型？哪些地方用到了统计假设？压强的微观本质是什么？

答 (1) 理想气体压强公式推导过程中，在容器内，气体分子按位置分布是均匀的，速度按方向分布也是均匀的(即 $\overline{v^2}=\overline{v_x^2}+\overline{v_y^2}+\overline{v_z^2}$). 分子在重力场中的势能较动能小得多，所以分子所受重力可忽略不计.

(2) 容器中气体分子，就其中的某一分子来说，做无规则运动时将不断与器壁碰撞，至于它何时碰撞器壁，碰撞在什么位置，给予器壁多大的冲量，都是偶然的，碰撞也是离散的，不可能对其做出准确描述. 但大量气体分子整体的表现却服从统计规律，每一时刻都有大量分子碰撞器壁，宏观上表现出一个恒定而又持续的压力，微观量的统计平均值与宏观量之间存在确定的关系.

(3) 压强的微观本质是大量分子在足够长时间内对足够大面积的器壁碰撞产生的平均效果，压强是一个统计平均值，其大小等于单位面积器壁在单位时间内获得的分子平均冲量，所以离开了“大量分子”和“统计平均”来讨论压强就没有意义了.

3-3 气体分子的三种统计速率与气体分子本身的性质和气体的温度有什么关系？

答 最概然速率

$$v_{\mathrm{p}}=\sqrt{\frac{2kT}{m_0}}=\sqrt{\frac{2RT}{M}}\approx 1.41\sqrt{\frac{RT}{M}}$$

平均速率

$$\bar{v}=\sqrt{\frac{8kT}{\pi m_0}}=\sqrt{\frac{8RT}{\pi M}}\approx 1.60\sqrt{\frac{RT}{M}}$$

方均根速率

$$\sqrt{\overline{v^2}}=\sqrt{\frac{3kT}{m_0}}=\sqrt{\frac{3RT}{M}}\approx 1.73\sqrt{\frac{RT}{M}}$$

均与温度的平方根 $\sqrt{T}$ 成正比，与气体分子质量的平方根 $\sqrt{m_0}$ 或气体摩尔质量的平方根 $\sqrt{M}$ 成反比.

3-4 对于理想气体而言，1mol 的单原子、刚性双原子、刚性多原子分子气体的内能有什么不同？

答 $U_0=\frac{i}{2}RT$，根据自由度的不同而不同. 对于单原子气体分子，i=3；对于刚性双原子气体分子，i=5；对于刚性多原子气体分子，i=6.

3-5 能量按自由度均分定理中的能量指的是动能、势能还是机械能？

答 除了无规则热运动动能外，分子间还存在相互作用势能，所有分子的动能和势能的总和称为系统的内能. 由于理想气体分子间的相互作用可以忽略，故其内能只是所有分子动能的总和.

3-6　设盛有某种理想气体的容器漏气，结果使气体的压强、分子数密度均减为原来的一半，那么气体的内能及气体分子的平均动能是否改变？为什么？

答　如果漏气是一个非常缓慢的过程，我们可认为它是一个等温过程．根据 $U=\frac{m}{M}N_{\mathrm{A}}\cdot\frac{i}{2}kT=\frac{m}{M}\cdot\frac{i}{2}RT$，气体内能变为一半，根据 $\bar{\varepsilon}=\frac{i}{2}kT$，气体平均动能不变．

3-7　设储气筒容积为 20L，内有 128g 氧气，如果储气筒的温度为 27℃，则筒内氧气的压强为多少个标准大气压？分子数密度又是多少？

解　根据理想气体状态方程 $pV=\frac{m}{M}RT$，可得筒内氧气压强为

$$p=\frac{m}{MV}RT=\frac{0.128\times 8.314\times 300}{32\times 10^{-3}\times 20\times 10^{-3}}\approx 5.0\times 10^{5}(\mathrm{Pa})\approx 4.9(\mathrm{atm})$$

分子数密度为

$$n=\frac{N}{V}=\frac{mN_{\mathrm{A}}}{MV}=\frac{0.128\times 6.022\times 10^{23}}{32\times 10^{-3}\times 20\times 10^{-3}}\approx 1.2\times 10^{26}(\mathrm{m}^{-3})$$

3-8　设某一氧气瓶的容积为 35L，瓶内氧气压强为 1.5×10^7Pa，在给患者输氧气一段时间以后，瓶内氧气压强降为 1.2×10^7Pa，假定温度为 20℃，试求这段时间内用掉的氧气质量是多少．

解　根据理想气体状态方程 $pV=\frac{m}{M}RT$，可得瓶内氧气在使用前后的质量分别是

$$m_1=\frac{p_1VM}{RT}，\quad m_2=\frac{p_2VM}{RT}$$

所以这段时间内用掉的氧气质量为

$$\Delta m=m_1-m_2=\frac{VM}{RT}(p_1-p_2)=\frac{35\times 10^{-3}\times 32\times 10^{-3}}{8.314\times 293}\times(1.5\times 10^{7}-1.2\times 10^{7})\approx 1.38(\mathrm{kg})$$

3-9　设某容器内储有的气体压强为 1.33Pa，温度为 27℃，试问容器内单位体积气体的分子数有多少？所有这些分子的总平均平动能是多少？

解　由温度公式，得分子的平均平动能为

$$\bar{\varepsilon}=\frac{3}{2}kT=\frac{3}{2}\times 1.38\times 10^{-23}\times(27+273)=6.21\times 10^{-21}(\mathrm{J})$$

由压强公式 $p=\frac{2}{3}n\bar{\varepsilon}$，得单位体积内的分子数为

$$n=\frac{3p}{2\bar{\varepsilon}}\approx 3.21\times 10^{20}(\text{个})$$

这些分子的总平均平动能是所有分子的平均平动能之和，所以

$$E=n\bar{\varepsilon}=3.21\times 10^{20}\times 6.21\times 10^{-21}\approx 1.99\ (\mathrm{J})$$

3-10　设 2g 氢气装在 20L 的容器内，若容器内氢气的压强为 3.996×10^3Pa，问氢气分子的平均平动能是多少？

解 根据分子数密度$n=\frac{N}{V}$，$N=\frac{m}{M}N_A$，可得

$$n=\frac{mN_A}{MV}=\frac{2\times10^{-3}\times6.022\times10^{23}}{2\times10^{-3}\times20\times10^{-3}}\approx3.01\times10^{25}(m^{-3})$$

由压强公式$p=\frac{2}{3}n\bar{\varepsilon}$，得分子的平均平动能为

$$\bar{\varepsilon}=\frac{3p}{2n}=\frac{3\times3.996\times10^{3}}{2\times3.01\times10^{25}}\approx1.99\times10^{-22}(J)$$

3-11 假设在 0℃和压强为 1.114×10^4Pa 时，某一气体的密度为$1.0\times10^{-5}g\cdot cm^{-3}$，求此种气体的分子量，并判断它是什么气体.

解 根据理想气体状态方程$pV=\frac{m}{M}RT$，以及$\rho=\frac{m}{V}$可得

$$M=\frac{\rho RT}{p}=\frac{(1.0\times10^{-5}\times10^{3})\times8.314\times273}{1.114\times10^{4}}\approx2.04\times10^{-3}(kg\cdot mol^{-1})$$

所以此种气体的分子量为 2，因而是氢气.

3-12 试求氧气在 17℃时的最概然速率、平均速率和方均根速率.

解 由于$\sqrt{\frac{RT}{M}}=\sqrt{\frac{8.314\times(17+273)}{32\times10^{-3}}}\approx274.5(m\cdot s^{-1})$，所以氧气在 17℃时的最概然速率、平均速率和方均根速率分别为

$$v_p=1.41\times274.5\approx387\,(m\cdot s^{-1})$$

$$\bar{v}=1.60\times274.5\approx439\,(m\cdot s^{-1})$$

$$\sqrt{\overline{v^2}}=1.73\times274.5\approx475\,(m\cdot s^{-1})$$

3-13 在温度为 27℃时，试问 1g 氢气、氮气的内能各为多少?

解 1g 氢气的分子数为

$$N=\frac{mN_A}{M}=\frac{10^{-3}\times6.022\times10^{23}}{2\times10^{-3}}=3.011\times10^{23}\,(个)$$

1g 氮气的分子数为

$$N=\frac{mN_A}{M}=\frac{10^{-3}\times6.022\times10^{23}}{2.8\times10^{-3}}\approx2.15\times10^{22}\,(个)$$

所以，1g 氢气的内能为

$$U=N\frac{5}{2}kT=3.011\times10^{23}\times\frac{5}{2}\times1.38\times10^{-23}\times(27+273)\approx3116\,(J)$$

1g 氮气的内能为

$$U=N\frac{5}{2}kT=2.15\times10^{22}\times\frac{5}{2}\times1.38\times10^{-23}\times(27+273)\approx223\,(J)$$

3-14　设某气体的温度为 27℃，压强为 1.5atm，试求 2L 该气体中有多少个分子.

解　由压强公式 $p=nkT$，得气体的分子数密度为

$$n=\frac{p}{kT}=\frac{1.5\times1.013\times10^{5}}{1.38\times10^{-23}\times(27+273)}\approx3.67\times10^{25}(\mathrm{m}^{-3})$$

由此得 2L 该气体的分子数为

$$N=n\cdot V=3.67\times10^{25}\times2\times10^{-3}=7.34\times10^{22}\ (\text{个})$$

3-15　试求在什么高度上的大气压强是地面的 75%. (设空气的温度为 0℃，$M=28.9\mathrm{g}\cdot\mathrm{mol}^{-1}$.)

解　由大气压强随高度变化的公式 $p=p_0\mathrm{e}^{-\frac{Mgz}{RT}}$ 可得

$$0.75=\mathrm{e}^{-\frac{28.9\times10^{-3}\times9.8z}{8.314\times273}}$$

解得

$$z\approx2300\mathrm{m}$$

3-16　设在某一高海拔处的温度为−10℃，氧分压为 5.3×10^3Pa，试求该处的海拔是多少. (提示：先求标准状态下的氧分压.)

解　由道尔顿分压定律，氧气在海平面时的分压

$$p_0=1\times0.207=0.207(\mathrm{atm})\approx2.1\times10^4(\mathrm{Pa})$$

代入公式 $p=p_0\mathrm{e}^{-\frac{Mgz}{RT}}$，得

$$\frac{5.3\times10^{3}}{2.1\times10^{4}}=\mathrm{e}^{-\frac{32\times10^{-3}\times9.8z}{8.314\times263}}$$

解得

$$z\approx9640\mathrm{m}$$

3-17　试估算 0℃时空气分子在下列不同压强下的平均自由程. 已知空气分子的有效直径为 0.31nm. (1) p_1=1.013 × 10^5Pa；(2) p_2=1.33 × 10^{-5}Pa.

解　(1) 根据压强与平均自由程的关系可得

$$\overline{\lambda_1}=\frac{kT}{\sqrt{2}\pi d^2p_1}=\frac{1.38\times10^{-23}\times273}{\sqrt{2}\times3.14\times(3.1\times10^{-10})^2\times1.013\times10^{5}}\approx8.71\times10^{-8}(\mathrm{m})$$

(2) 同理可得

$$\overline{\lambda_2}=\frac{kT}{\sqrt{2}\pi d^2p_2}=\frac{1.38\times10^{-23}\times273}{\sqrt{2}\times3.14\times(3.1\times10^{-10})^2\times1.33\times10^{-5}}\approx6.64(\mathrm{m})$$

可见，在低气压下平均自由程较大.

3-18 吹一个直径为 10cm 的肥皂泡，试求吹此肥皂泡所做的功以及泡内外的压强差．设肥皂液的表面张力系数为 $\sigma = 4.0\times10^{-2}\,\text{N}\cdot\text{m}^{-1}$．

解 吹一个直径为 10cm 的肥皂泡，面积增量为

$$\Delta S = 2\times 4\pi R^2 \approx 6.28\times10^{-2}\,\text{m}^2$$

此过程所做的功为

$$\Delta A = \sigma\Delta S \approx 2.51\times10^{-3}\,\text{J}$$

泡内外的压强差为

$$\Delta p = \frac{4\sigma}{R} = 3.2\text{N}\cdot\text{m}^{-2}$$

3-19 半径为 $r = 2.0\times10^{-6}\,\text{m}$ 的许多小水滴融成一个半径为 $R = 2.0\times10^{-3}\,\text{m}$ 的大水滴时，释放出来的能量是多少？(水的表面张力系数 $\sigma = 0.0728\text{N}\cdot\text{m}^{-1}$.)

解 确定小水滴的数目 n

$$n\cdot\frac{4}{3}\pi r^3 = \frac{4}{3}\pi R^3\,,\qquad n = \frac{R^3}{r^3}$$

释放出的能量

$$\Delta E = \sigma\Delta S = \sigma(n\cdot 4\pi r^2 - 4\pi R^2) = 4\pi\sigma R^2\left(\frac{R}{r}-1\right)\approx 3.7\times10^{-3}\,\text{J}$$

3-20 沼气池中距液面 1m 处产生半径为 $2.0\times10^{-3}\,\text{m}$ 的气泡，求气泡内的实际压强. ($\sigma_{水} = 0.0712\text{N}\cdot\text{m}^{-1}$.)

解 气泡内的实际压强

$$p = p_0 + \rho g h + \frac{2\sigma_{水}}{R} = 1.11\times10^5\,\text{Pa}$$

3-21 一个 U 形玻璃管的两竖直管的直径分别为 1mm 和 3mm，试求两管内水面的高度差(水的表面张力系数 $\sigma = 7.3\times10^{-2}\,\text{N}\cdot\text{m}^{-1}$).

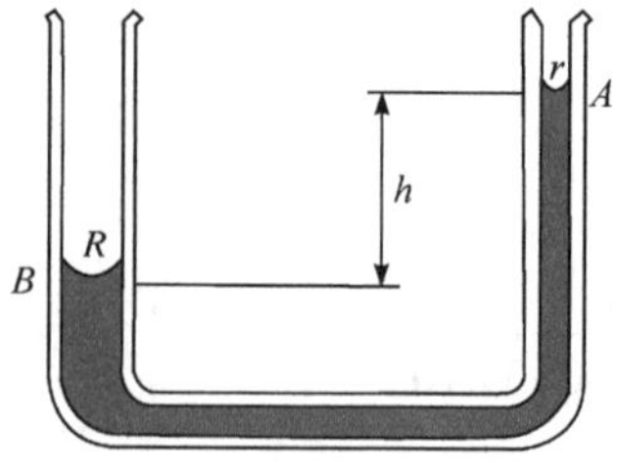

题图 3-21

解 如题图 3-21 所示，管内液体表面为凹面，产生附加压强为负值，又根据伯努利方程

$$\begin{cases} p_0 - p_B = \dfrac{2\sigma}{R} \\ p_0 - p_A = \dfrac{2\sigma}{r} \\ p_A + \rho g h = p_B \end{cases}$$

解方程组，得

$$\rho g h = p_B - p_A = 2\sigma\left(\frac{1}{r}-\frac{1}{R}\right)$$

所以

$$h = \frac{2\sigma}{\rho g}\left(\frac{1}{r}-\frac{1}{R}\right)\approx 0.0199\text{m}$$

3-22　在半径 r=0.30mm 的毛细管中注入水，在管的下端形成一个半径 R=3.0mm 的水滴，求管中水柱的高度(水的表面张力系数 $\sigma = 0.0728\text{N} \cdot \text{m}^{-1}$).

解　如题图 3-22 所示，管内液柱上表面为凹面，产生的负压应能平衡 h 高液柱重量及液柱下表面凸面的附加压强，列出方程组

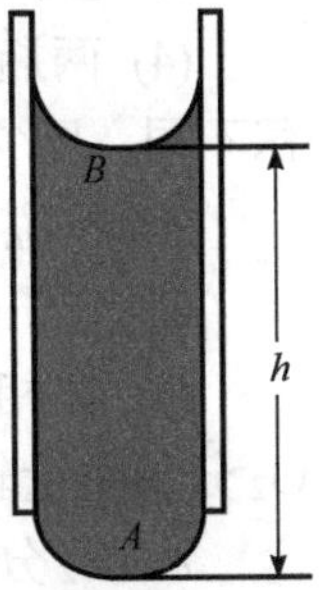

题图 3-22

$$\begin{cases} p_0 - p_B = \dfrac{2\sigma}{r} \\ p_A - p_0 = \dfrac{2\sigma}{R} \\ p_B + \rho g h = p_A \end{cases}$$

解方程组并代入数据，得

$$\rho g h = p_A - p_B = 2\sigma\left(\frac{1}{r} + \frac{1}{R}\right)$$

所以

$$h = \frac{2\sigma}{\rho g}\left(\frac{1}{r} + \frac{1}{R}\right) \approx 0.055\text{m}$$

3-23　表面张力系数为 $7.27\times10^{-2}\,\text{N}\cdot\text{m}^{-1}$ 的水在一毛细管中上升 2.5cm，丙酮($\rho_{丙酮} = 792\text{kg}\cdot\text{m}^{-3}$)在同样的毛细管中上升 1.4cm．设两者均完全润湿毛细管，求丙酮的表面张力系数．

解　由毛细管中液体上升高度公式

$$h = \frac{2\sigma\cos\theta}{\rho g r}$$

得

$$\frac{h_{水}}{h_{丙酮}} = \frac{\sigma_{水}\rho_{丙酮}}{\sigma_{丙酮}\rho_{水}}, \qquad \sigma_{丙酮} = \sigma_{水}\frac{\rho_{丙酮}h_{丙酮}}{\rho_{水}h_{水}} \approx 3.22\times10^{-2}\,\text{N}\cdot\text{m}^{-1}$$

3.4　典型习题及解答

1. 选择题

(1) 若两种理想气体的温度相同，则(　　).

A. 压强一定相同　　　B. 总能量一定相同

C. 分子平均动能一定相同　　　D. 分子平均平动能一定相同

(2) 封闭容器中装有一定量的理想气体，若使气体分子的平均平动能增加一倍，可用以下什么方法实现？(　　)

A. 温度降低至原来的二分之一　　　B. 温度升高一倍

C. 温度降低至原来的四分之一　　　D. 温度升高四倍

(3) 两瓶不同种类气体，设分子平均平动能相同，但气体的分子数密度不同，则(　　).

A. 它们的温度相同，压强也相同　　B. 它们的温度不同，压强也不同

C. 它们的温度相同，压强不同　　D. 它们的温度不同，压强相同

(4) 两瓶不同的气体，一瓶是 He，另一瓶是 N_2，它们的压强相同，温度相同，但容积不同，则它们(　　).

A. 单位容积的气体质量相同　　B. 单位容积的气体内能相同

C. 分子的平均平动能不同　　D. 分子的平均动能不同

(5) 在相同温度下，不同气体分子的平均平动能相等，就 H_2 分子和 O_2 分子相比较，O_2 分子质量较 H_2 分子大，所以(　　).

A. H_2 分子的速率一定较 O_2 分子大　　B. H_2 分子的速率一定较 O_2 分子小

C. 两种分子的速率一定相等　　D. 就两个分子速率来说不能比较

(6) 从麦克斯韦气体分子速率分布可见，最概然速率 v_p 与曲线对应点比其他两种速率与曲线对应点高，这表明(　　).

A. v_p 值比 $\bar{v}$ 和 $\sqrt{\overline{v^2}}$ 值大

B. 具有 v_p 值的分子数一定比其他的多

C. 具有 v_p 值的分子数一定比其他的少

D. 以 v_p 的对应点与其他速率的对应点取相同的速率区间 Δv，在 v_p 所在的区域内分子数目最多

(7) 一定质量的理想气体，在温度不变的条件下，当压强降低时，分子的平均碰撞频率 $\overline{Z}$ 和平均自由程 $\overline{\lambda}$ 的变化情况是(　　).

A. $\overline{Z}$ 和 $\overline{\lambda}$ 都增大　　B. $\overline{Z}$ 和 $\overline{\lambda}$ 都减小

C. $\overline{Z}$ 增大而 $\overline{\lambda}$ 减小　　D. $\overline{Z}$ 减小而 $\overline{\lambda}$ 增大

(8) 矩形金属框架上有一表面张力系数为 σ 的液膜，其可滑动的一边长为 l，如果用力 f 使可动边匀速且无摩擦地拉开 Δx 距离，则液膜的表面能比原来(　　).

A. 增加了 fl　　B. 没有增加

C. 增加了 $2\sigma l\Delta x$　　D. 增加了 $\sigma l\Delta x$

(9) 一个肥皂泡的直径为 5cm，表面张力系数为 $2.5\times10^{-2}\text{N}\cdot\text{m}^{-1}$，泡内压强比大气压强(　　).

A. 大 2Pa　　B. 小 2Pa

C. 小 4Pa　　D. 大 4Pa

答　案

(1) D；(2) B；(3) C；(4) D；(5) D；(6) D；(7) D；(8) C；(9) D.

2. 填空题

(1) 分子的无规则运动被称为分子的无规则热运动或直接称为分子的__________.

(2) 在理想气体分子模型假设中，①分子本身的大小比分子间的平均距离小得多，分子可视为__________；②分子与分子间或分子与器壁间的碰撞是__________；③气体

分子的动能和重力势能比较，____________可以忽略不计.

(3) 处在平衡态的气体可用____________、____________、____________三个物理量来描述它的状态，称为状态参量(或态参量).

(4) 根据理想气体的压强公式，气体的宏观压强是大量分子在足够长时间内对足够大面积的器壁碰撞产生的平均效果，压强是一个统计平均值，其大小等于____________.

(5) 根据理想气体的温度公式，气体温度的本质是____________________.

(6) 根据理想气体的麦克斯韦速率分布律，最概然速率 v_{p}、平均速率 $\bar{v}$、方均根速率 $\sqrt{\overline{v^2}}$ 三者的大小关系是：____________ < ____________ < ____________.

(7) 表面层中的分子比液体内部分子具有较高的________________，称为液体的________________.

(8) 当接触角为 30°时，表示液体对固体____________.

(9) 当液体不润湿毛细管时，毛细管中的液面将__________________.

(10) 在毛细现象中，液面上升或下降的高度取决于____________、____________、____________、____________.

(11) 表面活性物质能够使液体的表面张力系数__________________.

(12) 气体分子热运动的速率相当大(每秒几百米)，为何在房间打开一瓶酒精要隔一段时间而不是马上就能闻到酒精味？__________________.

答　案

(1) 热运动；(2) 质点，完全弹性碰撞，重力势能；(3) 体积 V，压强 p，温度 T；(4) 单位面积器壁在单位时间内获得的分子平均冲量；(5) 气体分子无规则热运动剧烈程度的量度；(6) 最概然速率 v_{p}，平均速率 $\bar{v}$，方均根速率 $\sqrt{\overline{v^2}}$；(7) 势能，表面能；(8) 润湿；(9) 下降；(10) 液体的表面张力系数、接触角、毛细管半径、液体密度；(11) 降低；(12) 由于气体分子在运动中不断经受碰撞，走的是曲折的路径，这种扩散式的运动在相同时间内通过的直线距离要小得多.

3. 计算题

(1) 在容积为 40 L 的储气筒内有 112g 氮气，当储气筒的温度为 27℃时，筒内氮气的压强为多少个标准大气压？分子数密度又是多少？

解　已知 $V = 40\mathrm{L} = 4\times10^{-2}\mathrm{m}^3$，$T = (27+273)\mathrm{K} = 300\mathrm{K}$，$M = 2.8\times10^{-2}\mathrm{kg\cdot mol^{-1}}$，$m$=112g=0.112kg，$R = 8.31\mathrm{J\cdot mol^{-1}\cdot K^{-1}}$，根据气态方程 $pV = \dfrac{m}{M}RT$ 可得筒内氮气的压强为

$$p = \frac{m}{MV}RT = \frac{0.112\times8.31\times300}{2.8\times10^{-2}\times4\times10^{-2}} \approx 2.5\times10^5(\mathrm{Pa}) \approx 2.47(\mathrm{atm})$$

其分子数密度为

$$n=\frac{N}{V}=\frac{m}{M}N_A\cdot\frac{1}{V}=\frac{0.112\times6.023\times10^{23}}{2.8\times10^{-2}\times4\times10^{-2}}\approx6.0\times10^{25}(\text{m}^{-3})$$

(2) 湖面下 20m 深处有一体积为 10cm^3 的气泡，若水深 20m 处的温度为 4℃，湖面的温度为 20℃，问此气泡升到湖面时，它的体积有多大？

解 $T_1=4+273=277(\text{K})$，$p_1=p_0+\rho gh=1.013\times10^5+10^3\times9.8\times20=2.973\times10^5(\text{Pa})$

$T_2=20+273=293(\text{K})$，$p_2=p_0=1.013\times10^5\text{Pa}$

由 $\frac{p_1V_1}{T_1}=\frac{p_2V_2}{T_2}$，得

$$V_2=\frac{p_1V_1T_2}{T_1p_2}=\frac{2.973\times10^5\times10\times10^{-6}\times293}{277\times1.013\times10^5}\approx3.10\times10^{-5}(\text{m}^3)$$

(3) 求温度为 27℃时氢气的最概然速率、平均速率和方均根速率.

解 因为 $T=27+273=300(\text{K})$，$M=2\times10^{-3}\text{kg}\cdot\text{mol}^{-1}$，所以氢气的最概然速率为

$$v_p=\sqrt{\frac{2RT}{M}}=\sqrt{\frac{2\times8.31\times300}{2\times10^{-3}}}\approx1579(\text{m}\cdot\text{s}^{-1})$$

氢气的平均速率为

$$\bar{v}=\sqrt{\frac{8RT}{\pi M}}=\sqrt{\frac{8\times8.31\times300}{3.14\times2\times10^{-3}}}\approx1782(\text{m}\cdot\text{s}^{-1})$$

氢气的方均根速率为

$$\sqrt{\overline{v^2}}=\sqrt{\frac{3RT}{M}}=\sqrt{\frac{3\times8.31\times300}{2\times10^{-3}}}\approx1934(\text{m}\cdot\text{s}^{-1})$$

(4) 设地面大气是等温的，温度 $t=5.0$℃，海平面上的气压为 $p_0=1.013\times10^5\text{Pa}$，求在海拔为 2000m 的山顶上的气压. (设空气摩尔质量 $M=2.89\times10^{-2}\text{kg}\cdot\text{mol}^{-1}$.)

解 $T=5+273=278(\text{K})$，$M=2.89\times10^{-2}\text{kg}\cdot\text{mol}^{-1}$，$p_0=1.013\times10^5\text{Pa}$，$h=2000\text{m}$，代入大气压强随高度变化的公式

$$p=p_0\text{e}^{-Mgh/(RT)}$$

可得山顶上气压为

$$p=p_0\text{e}^{-Mgh/RT}=1.013\times10^5\times\text{e}^{-2.89\times10^{-2}\times9.8\times2000/(8.31\times278)}\approx7.93\times10^4\,(\text{Pa})$$

(5) 在压强为 $1.013\times10^5\text{Pa}$ 时，氮气分子的平均自由程为 $6\times10^{-8}\text{m}$. 当温度不变时，在多大压强下，平均自由程为 1mm？

解 当温度不变时，平均自由程与压强成反比

$$p_2=\frac{\bar{\lambda}_1}{\bar{\lambda}_2}p_1=\frac{6\times10^{-8}}{10^{-3}}\times1.013\times10^5\approx6.08(\text{Pa})$$

(6) 在等温条件下将一个半径 $r_0=0.5\text{cm}$ 的大水滴分裂成若干个半径均为 $r=0.1\text{cm}$ 的小水滴，求需做的功. (水的表面张力系数 $\sigma=0.0728\text{N}\cdot\text{m}^{-1}$.)

解 设大水滴可分裂成 n 个半径为 r 的小水滴

$$\frac{4}{3}\pi r_0^3 = n\frac{4}{3}\pi r^3$$

故小水滴数目 n 为

$$n = \left(\frac{r_0}{r}\right)^3 = 5^3 = 125$$

n 个小水滴的总表面积

$$S = 125 \times 4\pi r^2 = 1.57 \times 10^{-3}\,\mathrm{m}^2$$

大水滴的表面积

$$S_0 = 4\pi r_0^2 = 3.14 \times 10^{-4}\,\mathrm{m}^2$$

外力所做的功为

$$\Delta A = \sigma\Delta S = \sigma(S - S_0) = 9.14 \times 10^{-5}\,\mathrm{J}$$

3.5　自我检测题

(1) 关于理想气体，下列哪个说法较为正确？(　　)

A. 完全由同种分子组成的气体可看作理想气体

B. 分子之间不发生相互碰撞的气体可看作理想气体

C. 真实气体在压强不太大和温度不太低的情况下可近似看作理想气体

D. 理想气体状态方程 $pV = \frac{m}{M}RT$ 适用于任何状态下的气体

(2) 若两种理想气体的分子平均平动能相同，则(　　).

A. 压强一定相同　　B. 总能量一定相同

C. 分子平均动能一定相同　　D. 温度一定相同

(3) 容器中装有理想气体，如果在等温条件下，使容器内气体质量增加，则(　　).

A. 分子平均平动能不变　　B. 分子平均平动能增加

C. 分子总动能不变　　D. 分子平均动能增加

(4) 容器中装有理想气体，如果在等温条件下，使容器内气体质量增加，则(　　).

A. 气体压强不变，气体总内能不变　　B. 气体压强不变，气体总内能增加

C. 气体压强增加，气体总内能不变　　D. 气体压强增加，气体总内能增加

(5) 两瓶不同的气体，一瓶是 O_2，另一瓶是 N_2，它们的压强相同，温度相同，但容积不同，则它们(　　).

A. 气体总质量相同　　B. 单位容积的气体质量相同

C. 气体总内能相同　　D. 单位容积的气体内能相同

(6) 根据麦克斯韦速率分布律，当气体温度增加一倍，即 $T_2=2T_1$ 时，(　　).

A. $v_{p2}= 2v_{p1}$　　B. $v_{p1}= 2v_{p2}$

C. $v_{p2}=1.41v_{p1}$ D. $v_{p2}=0.707v_{p1}$

(7) 在一个容器内储存有 1mol 氧气，气体温度为 T，气体分子的总平均动能为(　　).

A. $\frac{3kT}{2}$ B. $\frac{5kT}{2}$ C. $\frac{3RT}{2}$ D. $\frac{5RT}{2}$

(8) 吹一个半径为 R 的肥皂泡时(肥皂泡表面张力系数为σ)，需外力做功为(　　).

A. $\sigma\cdot 4\pi R^2$ B. $\sigma\cdot 8\pi R^2$ C. $\frac{2\sigma}{R}$ D. $\frac{4\sigma}{R}$

(9) 刚好位于水面下一个静止不动的气泡，半径为 R，水的表面张力系数为σ，大气压为 p_0，则气泡内空气压强为(　　).

A. $\frac{2\sigma}{R}$ B. $p_0-\frac{2\sigma}{R}$ C. $\frac{2\sigma}{R}-p_0$ D. $\frac{2\sigma}{R}+p_0$

(10) 要使毛细管中的水面升高，应(　　).

A. 使水升温 B. 加入肥皂

C. 减小毛细管直径 D. 将毛细管往水里插深一些

自我检测题答案 3

典型例题讲解微课 3

(宁夏医科大学　马英俊)

第4章　振　　动

4.1　基本要求

(1) 掌握：简谐振动的定义、简谐振动方程及描述简谐振动的特征量；简谐振动的旋转矢量表示法.

(2) 理解：简谐振动的能量；简谐振动的合成.

(3) 了解：阻尼振动、受迫振动和共振；频谱分析.

4.2　内容提要

1. 简谐振动

(1) 简谐振动的定义.

当物体受到线性回复力 $F=-kx$ 作用时，物体的振动为简谐振动.

当振动物体的动力学方程可写为 $\dfrac{\mathrm{d}^2x}{\mathrm{d}t^2}+\omega^2x=0$ 这种形式时，物体的振动为简谐振动.

当物体离开平衡位置的位移随时间按余弦规律(或正弦规律)变化时，物体的振动为简谐振动.

(2) 简谐振动的位移、速度及加速度.

离开平衡位置的位移：$x=A\cos(\omega t+\varphi)$.

速度：$v=\dfrac{\mathrm{d}x}{\mathrm{d}t}=-\omega A\sin(\omega t+\varphi)$.

加速度：$a=\dfrac{\mathrm{d}^2x}{\mathrm{d}t^2}=-\omega^2x=-\omega^2A\cos(\omega t+\varphi)$.

(3) 描述简谐振动的特征量.

振幅：振动物体离开平衡位置的最大距离.

周期：完成一次周期性振动所用的时间.

频率：单位时间内完成周期性振动的次数.

角频率：物体在 2πs 的时间内完成周期性振动的次数.

相位：决定振动物体运动状态的物理量，t 时刻的相位为 $(\omega t+\varphi)$.

初相位：$t=0$ 时的相位. 规定初相位的取值范围为 $0\leqslant\varphi<2\pi$ (或 $-\pi<\varphi\leqslant\pi$).

周期、频率及角频率的关系：$T=\frac{1}{\nu}$，$T=\frac{2\pi}{\omega}$，$\omega=2\pi\nu$.

(4) 简谐振动的旋转矢量表示法.

在简谐振动的旋转矢量表示法中，旋转矢量的长度表示振幅，旋转矢量转动的角速度表示振动的角频率，旋转矢量转一周所用的时间表示振动周期，t 时刻旋转矢量与 x 轴正方向的夹角表示相位，$t=0$ 时旋转矢量与 x 轴正方向的夹角表示初相位，t 时刻旋转矢量的末端在 x 轴上投影点的坐标表示离开平衡位置的位移.

(5) 简谐振动的能量.

弹簧振子简谐振动的能量：$E=E_k+E_p=\frac{1}{2}m\omega^2A^2=\frac{1}{2}kA^2$.

(6) 阻尼振动、受迫振动及共振.

阻尼振动：振幅随时间减小的振动.

受迫振动：振动系统在持续的周期性外力作用下的振动.

共振：当振动系统做受迫振动，且周期性外力的频率接近振动系统的固有频率时，受迫振动的振幅达到最大的现象.

2. 简谐振动的合成

(1) 同方向同频率简谐振动的合成.

同方向同频率的简谐振动合成后仍为简谐振动.

合振动的振幅：$A=\sqrt{A_1^2+A_2^2+2A_1A_2\cos(\varphi_2-\varphi_1)}$.

合振动的初相位：$\varphi=\arctan\frac{A_1\sin\varphi_1+A_2\sin\varphi_2}{A_1\cos\varphi_1+A_2\cos\varphi_2}$.

① 两振动同相，即 $\varphi_2-\varphi_1=\pm2n\pi$，$n=0,1,2,\cdots$ 时，合振动的振幅为

$$A=\sqrt{A_1^2+A_2^2+2A_1A_2}=A_1+A_2$$

合振动的振幅最大，为两分振动振幅之和.

② 两振动反相，即 $\varphi_2-\varphi_1=\pm(2n+1)\pi$，$n=0,1,2,\cdots$ 时，合振动的振幅为

$$A=\sqrt{A_1^2+A_2^2-2A_1A_2}=|A_1-A_2|$$

合振动的振幅最小，为两分振动振幅之差的绝对值.

③ 两振动既不同相又不反相时，合振动的振幅为

$$|A_1-A_2|\leqslant A\leqslant A_1+A_2$$

合振动的振幅介于最大值与最小值之间.

(2) 同方向不同频率简谐振动的合成.

同方向不同频率的简谐振动合成后，合振动不再是简谐振动，而是一种复杂的周期性振动.

拍：当两个分振动的频率大且接近时，合振动的振幅时大时小，发生周期性变化.

拍频：$\nu = |\nu_2 - \nu_1|$.

(3) 互相垂直的简谐振动合成.

两个互相垂直、频率相同的简谐振动合成，合振动的轨迹是一个一般意义上的椭圆，椭圆的形状由两个分振动的振幅及相位差$(\varphi_2 - \varphi_1)$共同决定.

4.3　书后习题解答

4-1　汽缸中活塞的运动是简谐振动，其振动方程为$x = 5.0\cos\left(2.0t + \frac{\pi}{6}\right)$cm，式中 t 的单位是 s. 求：

(1) 振幅、周期、频率及初相位；

(2) 速度及加速度的最大值；

(3) $t = \frac{\pi}{2}$ s 时振动的相位及活塞的位置.

解　(1) 将汽缸中活塞的振动方程$x = 5.0\cos\left(2.0t + \frac{\pi}{6}\right)$cm 与简谐振动方程的标准式 $x = A\cos(\omega t + \varphi)$ 比较，可得

$$A = 5.0\text{cm},\quad \omega = 2.0\text{rad}\cdot\text{s}^{-1},\quad \varphi = \frac{\pi}{6}$$

根据角频率与频率、周期的关系，可求出周期$T = \frac{2\pi}{\omega} = \pi\,\text{s}$，频率$\nu = \frac{1}{T} = \frac{1}{\pi}\,\text{Hz}$.

(2) 最大速度

$$v_{\max} = \omega A = 2.0 \times 5.0 = 10(\text{cm}\cdot\text{s}^{-1})$$

最大加速度

$$a_{\max} = \omega^2 A = 2.0^2 \times 5.0 = 20(\text{cm}\cdot\text{s}^{-2})$$

(3) $t = \frac{\pi}{2}$ s 时，振动的相位

$$\varphi = 2.0t + \frac{\pi}{6} = 2.0 \times \frac{\pi}{2} + \frac{\pi}{6} = \frac{7\pi}{6}$$

离开平衡位置的位移

$$x = 5.0\cos\left(\frac{7\pi}{6}\right) = -5.0 \times \frac{\sqrt{3}}{2} \approx -4.3(\text{cm})$$

活塞在 x 轴的负方向距坐标原点 4.3cm 处.

4-2　一个物体沿 x 轴做简谐振动，振幅为 0.12m，周期为 2.0s，在 $t = 0$ 时物体位于 0.06m 处且向 x 轴正方向运动. 求：

(1) 初相位；

(2) 简谐振动方程；

(3) $t=0.5\text{s}$ 时，物体离开平衡位置的位移、速度及加速度.

解 (1) 据题意，$t=0$ 时，$x_0=0.06\text{m}$，$v_0>0$. 将初始条件代入振动方程和速度公式中得

$$\begin{cases}A\cos\varphi=0.06\\-\omega A\sin\varphi>0\end{cases}$$

即

$$\begin{cases}0.12\cos\varphi=0.06\\\sin\varphi<0\end{cases}$$

若初相位的取值范围为 $0\leqslant\varphi<2\pi$，则 $\begin{cases}\varphi=\dfrac{\pi}{3},\dfrac{5\pi}{3}\\\pi<\varphi<2\pi\end{cases}$，初相位 $\varphi=\dfrac{5\pi}{3}$.

(2) $\omega=\dfrac{2\pi}{T}=\pi(\text{rad}\cdot\text{s}^{-1})$，简谐振动方程为 $x=0.12\cos\left(\pi t+\dfrac{5\pi}{3}\right)\text{m}$.

(3) $t=0.5\text{s}$ 时，有

$$x=0.12\cos\left(\pi\times0.5+\frac{5\pi}{3}\right)\approx0.1(\text{m})$$

$$v=-\omega A\sin(\omega t+\varphi)=-0.12\times\pi\sin\frac{\pi}{6}\approx-0.19(\text{m}\cdot\text{s}^{-1})$$

$$a=-\omega^2x=-\pi^2\times0.1\approx-0.99(\text{m}\cdot\text{s}^{-2})$$

4-3 一个质点沿 x 方向做振幅为 A、周期为 2s 的简谐振动，振动方程用余弦函数表示，试用旋转矢量法确定下述情况下的初相位及第一次通过平衡位置时所用的时间. $t=0$ 时，质点的运动情况分别为：

(1) 过平衡位置，向 x 轴的正方向运动；

(2) 过 $x=A/\sqrt{2}$ 的位置，向 x 轴的负方向运动；

(3) 过 $x=-A$ 的位置.

解 角频率 $\omega=\dfrac{2\pi}{T}=\pi\ \text{rad}\cdot\text{s}^{-1}$.

(1) 如题图 4-3(1)所示，$t=0$ 时，旋转矢量的末端在 M 处，初相位 $\varphi=\dfrac{3\pi}{2}$. 此后第一次通过平衡位置时，旋转矢量的末端在 M' 处，转过的角度为 π，所用的时间为 t，$\omega t=\pi$，$t=\dfrac{\pi}{\omega}=1\text{s}$.

(2) 如题图 4-3(2)所示，$t=0$ 时，旋转矢量的末端在 M 处，初相位 $\varphi=\dfrac{\pi}{4}$. 此后第

一次通过平衡位置时，旋转矢量的末端在 M' 处，转过的角度为 $\left(\frac{\pi}{2}-\frac{\pi}{4}\right)$，所用的时间为 t，$\omega t=\frac{\pi}{4}, t=\frac{\pi}{4\omega}=0.25\text{s}$.

(3) 如题图 4-3(3)所示，$t=0$ 时，旋转矢量的末端在 M 处，初相位 $\varphi=\pi$. 此后第一次通过平衡位置时，旋转矢量的末端在 M' 处，转过的角度为 $\frac{\pi}{2}$，所用的时间为 t，$\omega t=\frac{\pi}{2}$，$t=\frac{\pi}{2\omega}=0.5\text{s}$.

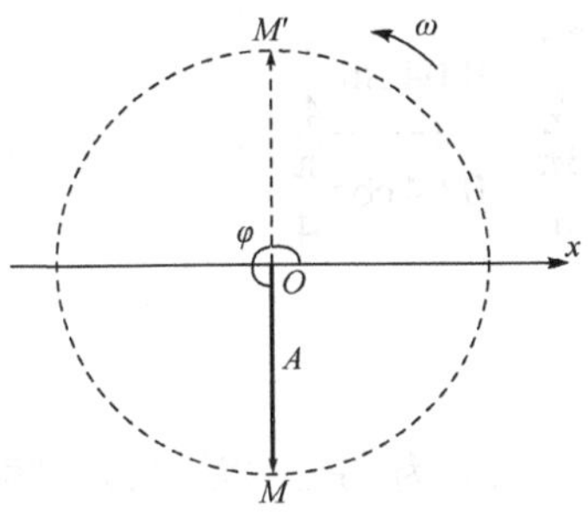

题图 4-3(1)

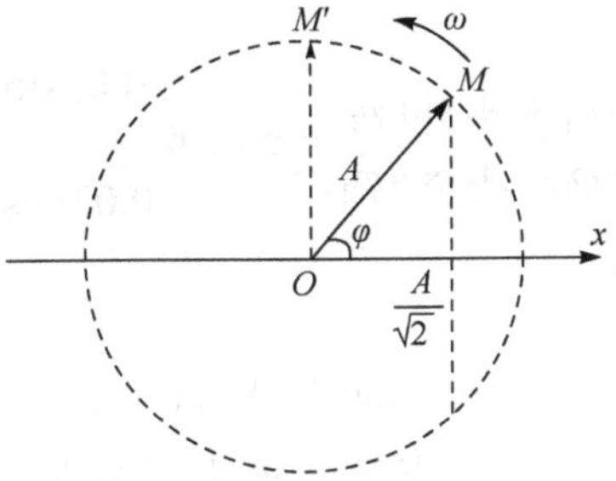

题图 4-3(2)

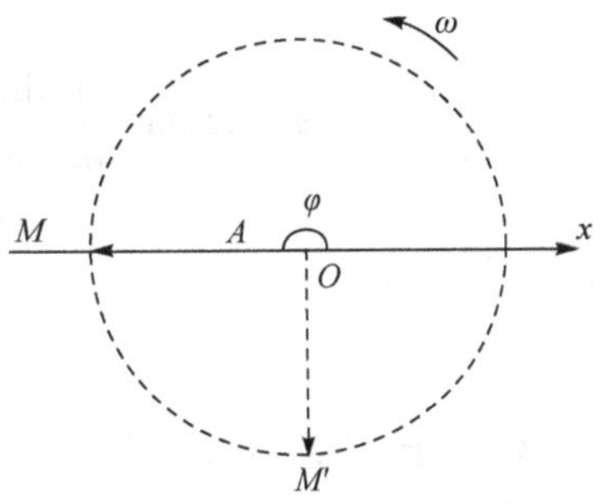

题图 4-3(3)

4-4　一个质量为 0.5kg、劲度系数为 $2.0\text{N}\cdot\text{m}^{-1}$ 的弹簧振子做振幅为 3.0cm 的简谐振动，求：

(1) 系统的总能量；

(2) 振子运动的最大速度；

(3) 当位移 $x=2.0\text{cm}$ 时，系统的动能及弹性势能.

解　(1) 系统的总能量等于最大弹性势能

$$E=E_{\text{p}\max}=\frac{1}{2}kA^2=\frac{1}{2}\times 2.0\times(3.0\times10^{-2})^2=9.0\times10^{-4}(\text{J})$$

(2)
$$E=E_{\text{k}\max}=\frac{1}{2}mv_{\max}^2=9.0\times10^{-4}\text{J}$$

$$v_{\max}=\sqrt{\frac{18\times10^{-4}}{0.5}}=6.0\times10^{-2}(\text{m}\cdot\text{s}^{-1})$$

(3) 弹性势能

$$E_\text{p}=\frac{1}{2}kx^2=\frac{1}{2}\times2.0\times(2.0\times10^{-2})^2=4.0\times10^{-4}(\text{J})$$

动能

$$E_\text{k}=E-E_\text{p}=9.0\times10^{-4}-4.0\times10^{-4}=5.0\times10^{-4}(\text{J})$$

4-5　两个同方向的简谐振动，它们的振动方程分别为

$$x_1 = 0.03\cos\left(10t + \frac{3\pi}{4}\right)\text{m}, \quad x_2 = 0.04\cos\left(10t + \frac{\pi}{4}\right)\text{m}$$

求它们合振动的振幅和初相位.

解 合振动的振幅

$$A = \sqrt{A_1^2 + A_2^2 + 2A_1A_2\cos\left(\frac{3\pi}{4} - \frac{\pi}{4}\right)} = \sqrt{A_1^2 + A_2^2}$$

$$A = \sqrt{0.03^2 + 0.04^2} = 0.05(\text{m})$$

合振动的初相位

$$\varphi = \arctan\frac{A_1\sin\varphi_1 + A_2\sin\varphi_2}{A_1\cos\varphi_1 + A_2\cos\varphi_2} = \arctan\frac{0.03\sin\dfrac{3\pi}{4} + 0.04\sin\dfrac{\pi}{4}}{0.03\cos\dfrac{3\pi}{4} + 0.04\cos\dfrac{\pi}{4}}$$

所以

$$\varphi = \arctan 7 \approx 1.43(\text{rad})$$

4-6 已知某音叉与频率为 511Hz 的音叉产生了拍现象，拍频为 1Hz，而与另一频率为 512Hz 的音叉产生的拍频为 2Hz，求此音叉的频率.

解 根据题意

$$\begin{cases}|\nu - 511| = 1\text{Hz} \\ |\nu - 512| = 2\text{Hz}\end{cases}$$

得

$$\begin{cases}\nu = 512\text{Hz} \quad 或 \quad \nu = 510\text{Hz} \\ \nu = 514\text{Hz} \quad 或 \quad \nu = 510\text{Hz}\end{cases}$$

所以，音叉的频率为 510Hz.

4-7 质量为 2kg 的质点，按方程 $x = 0.2\sin\left(5t - \frac{\pi}{6}\right)$m 沿着 x 轴振动. 求：

(1) t=0 时，作用于质点的力的大小；

(2) 作用于质点的力的最大值和此时质点的位置.

解 (1) 由振动方程 $x = 0.2\sin\left(5t - \frac{\pi}{6}\right)$m 可知：振幅 A=0.2m，角频率 $\omega = 5\text{rad}\cdot\text{s}^{-1}$.

根据公式 $\omega = \sqrt{\frac{k}{m}}$，可计算得到弹簧的劲度系数 $k = \omega^2 m = 5^2 \times 2 = 50\ (\text{N}\cdot\text{m}^{-1})$.

将 t=0 代入振动方程，得

$$x = 0.2\sin\left(-\frac{\pi}{6}\right) = -0.1(\text{m})$$

那么，作用于质点的力为

$$F = -kx = (-50)\times(-0.1) = 5(\text{N})$$

(2) 力的最大值发生在位移最大或最小的时候，即 $x = \pm A = \pm 0.2\text{m}$. 所以，作用于质点的力的最大值为

$$F_{\max} = |-k| \cdot |\pm A| = 50 \times 0.2 = 10(\text{N})$$

4-8 一个弹簧振子沿 x 轴做简谐振动(设弹簧为原长时振动物体的位置为 x 轴原点). 已知振动物体最大位移为 x_m=0.4m，最大回复力为 F_m=0.8N，最大速度为 v_m=0.8πm·s^{-1}，又知 t=0 的初位移为+0.2m，且初速度与所选 x 轴方向相反，求：

(1) 振动能量；

(2) 振动的表达式.

解 (1) 振动能量 E 由动能 E_k 和势能 E_p 组成，对于简谐振动，机械能是守恒的，即

$$E = E_k + E_p = \frac{1}{2}kA^2$$

根据已知条件可得：振幅 $A = 0.4\,\text{m}$，弹簧劲度系数 $k = \dfrac{F_m}{A_m} = \dfrac{0.8}{0.4} = 2\ (\text{N} \cdot \text{m}^{-1})$. 所以振动能量为

$$E = \frac{1}{2}kA^2 = \frac{1}{2} \times 2 \times 0.4^2 = 0.16(\text{J})$$

(2) 根据简谐振动的速度函数 $v = -A\omega\sin(\omega t + \varphi)$，且已知最大速度为 $v_m = 0.8\pi\text{m} \cdot \text{s}^{-1}$. 那么，角频率

$$\omega = \frac{v_m}{A} = \frac{0.8\pi}{0.4} = 2\pi\ (\text{rad} \cdot \text{s}^{-1})$$

由题干条件 t=0 的初位移为+0.2m，且初速度与所选 x 轴方向相反，利用旋转矢量法可以确定简谐振动的初相位 $\varphi = \dfrac{\pi}{3}$.

振动方程的一般形式为 $x = A\cos(\omega t + \varphi)$，将上述振幅、角频率、初相位代入可得

$$x = 0.4\cos\left(2\pi t + \frac{\pi}{3}\right)$$

4-9 有一单摆，摆长为 l=100cm，开始观察时(t=0)，摆球正好过 x_0=−6cm 处，并以 v_0=20cm·s^{-1} 的速度沿 x 轴正向运动，若将单摆运动近似看成简谐振动，试求振动的频率、振幅和初相位.

解 单摆的周期 $T = 2\pi\sqrt{\dfrac{l}{g}} \approx 2\text{s}$，单摆的频率 $\nu = \dfrac{1}{T} = 0.5\text{Hz}$，角频率 $\omega = \dfrac{2\pi}{T} = \pi\text{rad} \cdot \text{s}^{-1}$.

根据 t=0 时，$x_0 = -6\text{cm}$，$v_0 = 20\text{cm} \cdot \text{s}^{-1}$，可列如下方程组：

$$\begin{cases} -0.06 = A\cos\varphi \\ 0.2 = -A\pi\sin\varphi \end{cases}$$

解上述方程组可得

$$\text{振幅}\ A = 8.8\text{cm}$$

$$\text{初相位}\ \varphi = 180^\circ + 46.8^\circ = 226.8^\circ = 3.96\text{rad}，\text{或} -2.33\text{rad}$$

4-10 把单摆摆球从平衡位置向位移正方向拉开，使摆线与竖直方向成一微小角度θ，然后由静止放手任其振动，从放手时开始计时. 若用余弦函数表示其运动方程，则该单摆振动的初相位为多少？

解 简谐振动方程的一般形式为$x = A\cos(\omega t + \varphi)$.

根据题意，t=0 时，$A = A\cos\varphi$. 解得初相位$\varphi = 0$.

4.4 典型习题及解答

1. 选择题

(1) 一个质点做简谐振动，已知频率为ν，则振动动能的变化频率为(　　).

A. 4ν　　B. 2ν　　C. ν　　D. $\dfrac{\nu}{2}$

(2) 一个质点做简谐振动，周期为 T，当它由平衡位置向 x 轴正方向运动时，从二分之一最大位移处运动到最大位移处所用的时间为(　　).

A. $\dfrac{T}{12}$　　B. $\dfrac{T}{8}$　　C. $\dfrac{T}{6}$　　D. $\dfrac{T}{4}$

(3) 一个弹簧振子做简谐振动时，当位移为振幅的一半时，其动能为总能量的(　　).

A. $\dfrac{1}{4}$　　B. $\dfrac{1}{2}$　　C. $\dfrac{1}{\sqrt{2}}$　　D. $\dfrac{3}{4}$

(4) 弹簧振子在光滑水平面上做简谐振动，弹簧的弹力在半个周期内所做的功为(　　).

A kA^2　　B. $\dfrac{1}{2}kA^2$　　C. $\dfrac{1}{4}kA^2$　　D. 0

(5) 两个振动方向、振幅及周期相同的简谐振动合成后，若合振动的振幅与分振动的振幅相同，则这两个分振动的相位差是(　　).

A. $\dfrac{\pi}{6}$　　B. $\dfrac{\pi}{3}$　　C. $\dfrac{\pi}{2}$　　D. $\dfrac{2\pi}{3}$

答　案

(1) B； (2) C； (3) D； (4) D； (5) D.

2. 填空题

(1) 一个弹簧振子做简谐振动，振动方程为$x = A\cos(\omega t + \varphi)$，当$t$=0 时，振子在$\dfrac{A}{2}$处，且向$x$轴的正方向运动，则初相位$\varphi =$____________.

(2) 简谐振动曲线如填空题(2)图所示，则由图可确定在t=2s 时，质点离开平衡位置的位移为________，速度为________.

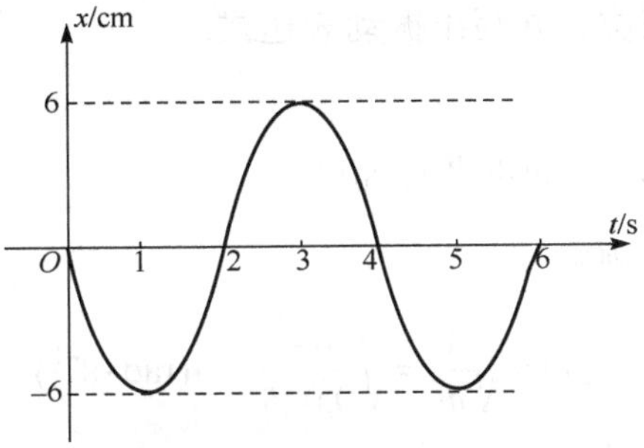

填空题(2)图

(3) 一个简谐振动的旋转矢量如填空题(3)图所示，旋转矢量长度为 2cm，则该简谐振动的初相位为____________，振动方程为____________.

(4) 已知两个简谐振动曲线如填空题(4)图所示．x_1 的相位比 x_2 的相位超前____________.

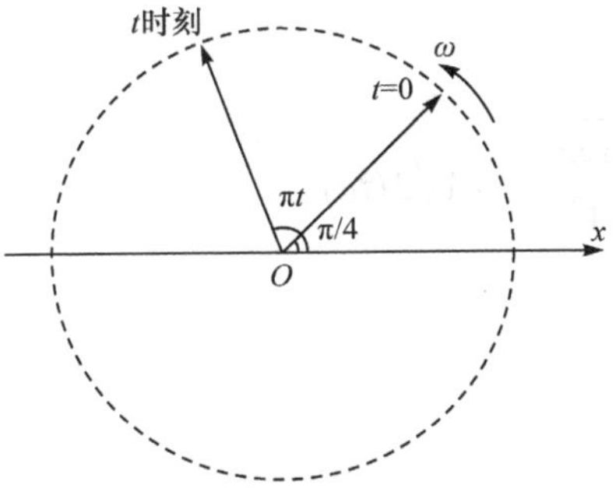

填空题(3)图

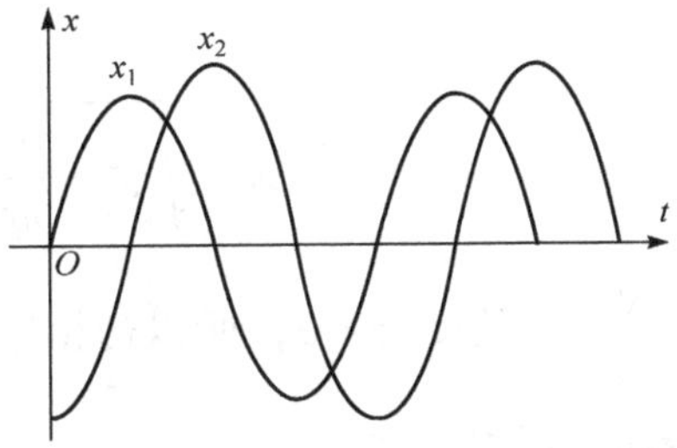

填空题(4)图

(5) 两个同方向同频率的简谐振动，其振动方程分别为

$$x = 4\cos\left(2\pi t - \frac{\pi}{2}\right)\text{cm}$$

$$x = 6\cos\left(2\pi t + \frac{\pi}{2}\right)\text{cm}$$

合振动的振幅为____________，初相位为____________.

答 案

(1) $\frac{5\pi}{3}$ 或 $-\frac{\pi}{3}$; (2) 0，$3\pi\text{cm}\cdot\text{s}^{-1}$; (3) $\frac{\pi}{4}$，$x = 2\cos\left(\pi t + \frac{\pi}{4}\right)\text{cm}$; (4) $\frac{\pi}{2}$; (5) 2cm，$\frac{\pi}{2}$.

3. 计算题

(1) 弹簧振子的质量为0.025kg，劲度系数 $k = 0.4\text{N}\cdot\text{m}^{-1}$，$t = 0$ 时振子在 $x_0 = 0.1\text{m}$

处，以初速度 $v_0=0.4\text{m}\cdot\text{s}^{-1}$ 向正方向运动. 求：

① 周期、振幅和初相位，并写出振动表达式.

② 振动的能量.

③ $t=\dfrac{\pi}{8}$s 时振子的位移、速度及加速度.

解 ① 弹簧振子的角频率

$$\omega=\sqrt{\frac{k}{m}}=\sqrt{\frac{0.4}{0.025}}=4(\text{rad}\cdot\text{s}^{-1})$$

周期

$$T=\frac{2\pi}{\omega}=\frac{\pi}{2}\text{s}$$

据初始条件，$t=0$ 时

$$x_0=A\cos\varphi=0.1\text{m}$$

$$v_0=-\omega A\sin\varphi=0.4\text{m}\cdot\text{s}^{-1}$$

振幅

$$A=\sqrt{{x_0}^2+\frac{{v_0}^2}{\omega^2}}=\sqrt{0.1^2+\frac{0.4^2}{4^2}}=0.1\sqrt{2}(\text{m})$$

$\cos\varphi=\dfrac{\sqrt{2}}{2}$，且 $\sin\varphi<0$，所以初相位 $\varphi=\dfrac{7\pi}{4}$.

振动方程为

$$x=0.1\sqrt{2}\cos\left(4t+\frac{7\pi}{4}\right)\text{m}$$

② 振动能量 $E=\dfrac{1}{2}kA^2=\dfrac{1}{2}\times0.4\times(0.1\sqrt{2})^2=4\times10^{-3}(\text{J})$.

③ 当 $t=\dfrac{\pi}{8}$s 时，位移为

$$x=0.1\sqrt{2}\cos\left(4t+\frac{7\pi}{4}\right)=0.1\sqrt{2}\cos\frac{9\pi}{4}=0.1\sqrt{2}\cos\frac{\pi}{4}=0.1(\text{m})$$

速度为

$$v=-4\times0.1\sqrt{2}\sin\left(4\times\frac{\pi}{8}+\frac{7\pi}{4}\right)=-0.4(\text{m}\cdot\text{s}^{-1})$$

加速度为

$$a=-4^2\times0.1\sqrt{2}\cos\left(4\times\frac{\pi}{8}+\frac{7\pi}{4}\right)=-1.6(\text{m}\cdot\text{s}^{-2})$$

(2) 一弹簧振子做振幅为 12cm 的简谐振动，在距平衡位置 6cm 处的速度为

$24\text{cm}\cdot\text{s}^{-1}$. 求：

① 周期；

② 速度为$12\text{cm}\cdot\text{s}^{-1}$时的位移.

解 根据简谐振动位移、速度公式

$$x = A\cos(\omega t+\varphi)$$

$$v = -\omega A\sin(\omega t+\varphi)$$

① 代入已知条件得

$$12\cos(\omega t+\varphi)=6$$

$$-12\omega\sin(\omega t+\varphi)=24$$

解方程组得

$$\omega=\frac{4}{\sqrt{3}}\text{rad}\cdot\text{s}^{-1}$$

周期为

$$T=\frac{2\pi}{\omega}=\frac{\sqrt{3}\pi}{2}\approx 2.7(\text{s})$$

② 代入已知条件得

$$v=-\omega A\sin(\omega t+\varphi)=12\text{cm}\cdot\text{s}^{-1}$$

$$\sin(\omega t+\varphi)=-\frac{12}{\omega A}=-\frac{\sqrt{3}}{4}$$

$$x=A\cos(\omega t+\varphi)=\pm 12\times\frac{\sqrt{13}}{4}=\pm 3\sqrt{13}\approx\pm 10.8(\text{cm})$$

(3) 一个质点在 x 方向上做简谐振动，其振动方程为

$$x=0.24\cos\left(\frac{\pi}{2}t+\frac{\pi}{3}\right)\text{m}$$

试用旋转矢量法求出质点由初始状态($t=0$ 的状态)运动到 $x=-0.12\text{m}$，$v<0$ 的状态需要的最短时间.

解 根据振动方程 $x=0.24\cos\left(\frac{\pi}{2}t+\frac{\pi}{3}\right)\text{m}$，可知

$$\varphi=\frac{\pi}{3}，A=0.24\text{m}，\omega=\frac{\pi}{2}\text{rad}\cdot\text{s}^{-1}$$

画出如计算题(3)图所示的旋转矢量图.

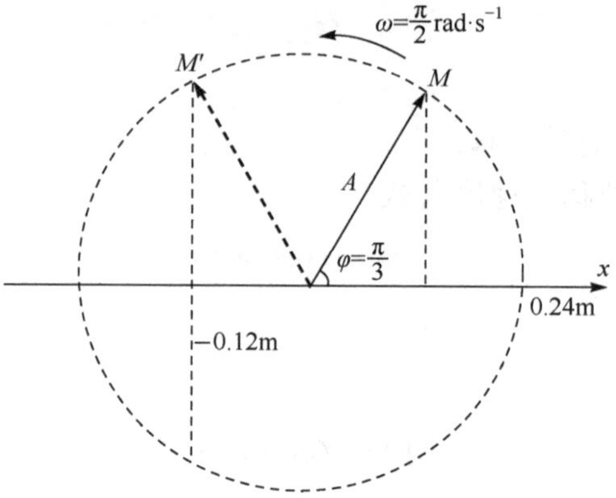

计算题(3)图

由图可知，质点由初始状态(t=0 的状态)第一次运动到 $x=-0.12\text{m}$，$v<0$ 的状态，即旋转矢量的末端由 M 处运动到 M'处. 设所需时间为 t，则

$$\omega t=\pi-\frac{2\pi}{3}=\frac{\pi}{3}$$

$$t=\frac{\pi}{3\omega}=\frac{2}{3}\approx 0.67(\text{s})$$

(4) 一个质点同时参与两个同方向的简谐振动，其振动方程分别为

$$x_1=5\times10^{-2}\cos\left(4t+\frac{\pi}{3}\right)\text{m}$$

$$x_2=3\times10^{-2}\cos\left(4t-\frac{\pi}{6}\right)\text{m}$$

画出两振动的旋转矢量图，并求出合振动的振动方程.

解 根据已知的两同方向简谐振动方程，画出在 $t=0$ 时刻两振动叠加的旋转矢量图，如计算题(4)图所示. 根据平行四边形法则得到合振动的振幅为

$$A=\sqrt{(5\times10^{-2})^2+(3\times10^{-2})^2}\approx 5.83\times10^{-2}(\text{m})$$

合振动的初相位为

$$\varphi=\arctan\left(\frac{5}{3}\right)-\frac{\pi}{6}\approx 0.507(\text{rad})$$

合振动的振动方程为

$$x=5.83\times10^{-2}\cos(4t+0.507)\text{m}$$

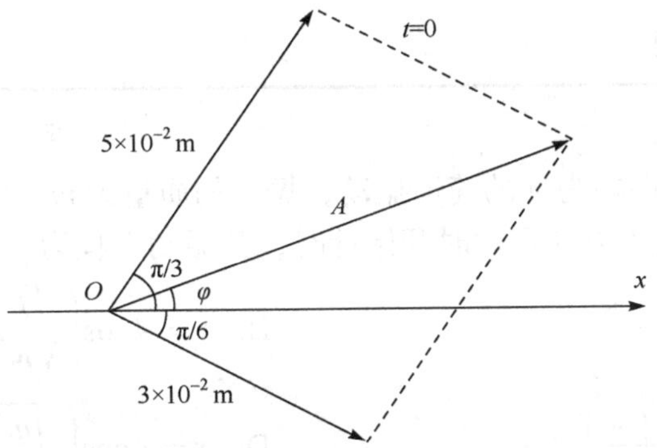

计算题(4)图

(5) 一个弹簧振子做简谐振动，振幅 $A=0.20\text{m}$．若弹簧的劲度系数 $k=2.0\text{N}\cdot\text{m}^{-1}$，振子的质量 $m=0.50\text{kg}$，问当动能与势能相等时，振子的位移及运动速度分别是多少？

解　已知 $A=0.20\text{m}$, $k=2.0\text{N}\cdot\text{m}^{-1}$, $m=0.50\text{kg}$, $E_\text{p}=E_\text{k}$，因为总能量

$$E=E_\text{p}+E_\text{k}=\frac{1}{2}kA^2$$

所以

$$E_\text{p}=E_\text{k}=\frac{1}{4}kA^2$$

因为弹性势能

$$E_\text{p}=\frac{1}{2}kx^2=\frac{1}{4}kA^2$$

$$x^2=\frac{1}{2}A^2$$

所以位移

$$x=\frac{1}{\sqrt{2}}A\approx 0.14\text{m}$$

因为动能

$$E_\text{k}=\frac{1}{2}mv^2=\frac{1}{4}kA^2$$

$$v^2=\frac{1}{2}\frac{k}{m}A^2$$

所以速度

$$v=\sqrt{\frac{k}{2m}}A=\sqrt{\frac{2.0}{2\times 0.50}}\times 0.20\approx 0.28(\text{m}\cdot\text{s}^{-1})$$

4.5 自我检测题

(1) 一弹簧振子做振幅为 A 的简谐振动，振子的质量为 m，弹簧的劲度系数为 k. 当振子通过平衡位置且向正方向运动时开始计时，其振动方程为(　　).

A. $x = A\cos\left(\sqrt{\frac{k}{m}}t + \frac{\pi}{2}\right)$　　B. $x = A\cos\left(\sqrt{\frac{k}{m}}t - \frac{\pi}{2}\right)$

C. $x = A\cos\left(\sqrt{\frac{m}{k}}t + \frac{\pi}{2}\right)$　　D. $x = A\cos\left(\sqrt{\frac{m}{k}}t - \frac{\pi}{2}\right)$

(2) 弹簧振子的振幅增加 1 倍，则(　　).

A．振动周期增加 1 倍　　B．最大速度增加 1 倍

C．总能量增加 2 倍　　D．最大加速度不变

(3) 一质点做简谐振动，振动方程为 $x = A\cos(\omega t + \varphi)$. 当 $t = \frac{T}{2}$ (T 为周期)时，质点的速度为(　　).

A. $-A\omega\sin\varphi$　　B. $A\omega\sin\varphi$　　C. $-A\omega\cos\varphi$　　D. $A\omega\cos\varphi$

(4) 质点做简谐振动，距平衡位置 2.0cm 时，加速度 $a = 4.0\text{cm}\cdot\text{s}^{-2}$，则该质点从一端运动到另一端的时间为(　　).

A. 1.2s　　B. 2.4s　　C. 2.2s　　D. 4.4s

(5) 简谐振动的位移与时间的关系曲线如自我检测题(5)图所示，则振动周期是(　　).

A. 2.62s　　B. 2.40s　　C. 0.42s　　D. 0.11382s

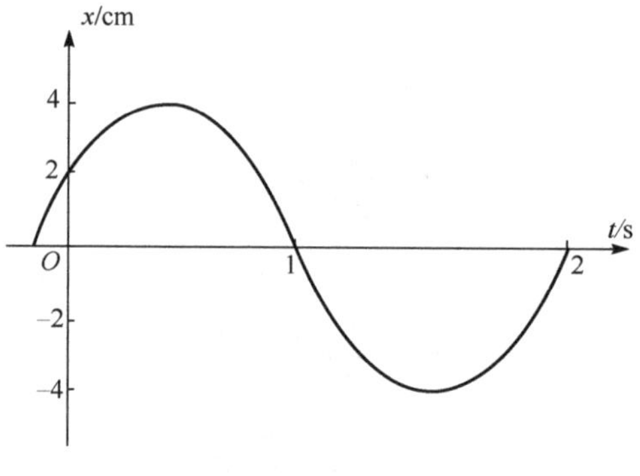

自我检测题(5)图

(6) 一个质点沿 x 轴做简谐振动，振动方程为 $x = 4\times10^{-2}\cos\left(2\pi t + \frac{\pi}{3}\right)$m，质点从开始计时到 $x = -2$cm 位置处，且向 x 轴正方向运动的最短时间为(　　).

A. $\frac{1}{8}$s　　B. $\frac{1}{4}$s　　C. $\frac{1}{3}$s　　D. $\frac{1}{2}$s

(7) 一个质点做简谐振动，振动方程为 $x = 6\cos(100\pi t + 0.7\pi)\text{cm}$，某时刻它在 $x = 3\sqrt{2}\text{cm}$ 处，且向 x 轴负方向运动. 它要重新回到该位置需要的时间至少为(　　).

A. $\frac{1}{100}\text{s}$　　B. $\frac{3}{200}\text{s}$　　C. $\frac{1}{50}\text{s}$　　D. $\frac{3}{50}\text{s}$

(8) 两个质点做振幅相同、周期相同的简谐振动. 已知第一个质点的振动方程为 $x_1 = A\cos(\omega t + \varphi)$. 当第一个质点从最大正位移处回到平衡位置时，第二个质点正在最大正位移处，则第二个质点的振动方程为(　　).

A. $x_2 = A\cos\left(\omega t + \varphi - \frac{3\pi}{2}\right)$　　B. $x_2 = A\cos\left(\omega t + \varphi + \frac{\pi}{2}\right)$

C. $x_2 = A\cos\left(\omega t + \varphi - \frac{\pi}{2}\right)$　　D. $x_2 = A\cos(\omega t + \varphi + \pi)$

(9) 劲度系数为 $100\text{N}\cdot\text{m}^{-1}$ 的轻弹簧和质量为 10g 的小球组成弹簧振子. 第一次将小球拉离平衡位置 4cm 由静止释放后任其振动；第二次将小球拉离平衡位置 2cm 并给以 $2\text{m}\cdot\text{s}^{-1}$ 的初速度后任其振动. 两次的振动能量之比为(　　).

A. 1∶1　　B. 4∶1　　C. 2∶1　　D. $2\sqrt{2}$∶3

(10) 两个简谐振动的振动方程分别为 $x_1 = \frac{A}{2}\cos\omega t$，$x_2 = A\cos(\omega t + \pi)$，则合振动的初相位为(　　).

A. 0　　B. $\frac{1}{2}\pi$　　C. π　　D. $\frac{3}{2}\pi$

自我检测题答案 4　　典型例题讲解微课 4

(牡丹江医科大学　高杨)

第5章 机 械 波

5.1 基本要求

(1) 掌握：描述波的基本特征物理量；平面简谐波的波函数、波函数的物理意义；波的干涉；声强和声强级；多普勒效应.

(2) 理解：机械波的产生和传播、机械波的几何描述；波的能量与强度；惠更斯原理、驻波.

(3) 了解：声压和声阻抗、响度和响度级；超声波的特性及医学应用.

5.2 内容提要

1. 机械波

(1) 机械波的产生和传播.

产生机械波的条件：波源和弹性介质.

机械波通常分为横波和纵波两类.

波的传播是振动相位的传播，沿波的传播方向，各质元振动的相位依次落后.

(2) 机械波的几何描述.

可借助于几何线和面来形象地描述波的传播方向和波形.

以波源为起点沿波的传播方向画一些射线，称为波线.

同一时刻不同波线上相位相同的点所连成的曲面称为波面或波阵面，在某一时刻，最前方的波面称为波前，波面为平面、球面的波分别称为平面波、球面波.

在各向同性的均匀介质中，波线与波面互相垂直.

(3) 描述波的基本特征物理量.

波速 u：某一振动状态在单位时间内传播的距离.

波长 λ：在波动中，同一波线上相位差为 2π 的相邻两点之间的距离，即一个完整波形的长度.

周期 T：传播一个波长距离所需的时间.

频率 ν：单位时间内通过波线上某点完整波的数目.

波速、波长、周期、频率之间满足如下关系：

$$\nu = \frac{1}{T}, \qquad u = \frac{\lambda}{T} = \lambda\nu$$

波速的大小取决于介质的性质，波的周期(或频率)等于波源振动的周期(或频率)，与介质无关；而波速和波长都与介质有关.

2. 平面简谐波

(1) 平面简谐波的波函数.

波源和波线上各质元都做简谐振动的波称为简谐波，波面是平面的简谐波称为平面简谐波.

若已知坐标原点 O 的振动方程为

$$y = A\cos(\omega t + \varphi)$$

则沿 x 轴方向传播的平面简谐波的波函数为

$$y = A\cos\left[\omega\left(t \mp \frac{x}{u}\right) + \varphi\right] = A\cos\left[2\pi\left(\frac{t}{T} \mp \frac{x}{\lambda}\right) + \varphi\right]$$

式中，“−”号表示波沿 x 轴正向传播，“+”号表示波沿 x 轴负向传播，φ 为坐标原点处质元振动的初相位.

(2) 波函数的物理意义.

由平面简谐波波函数表达式可知：平面简谐波是关于位置 x 和时间 t 的二元余弦函数，反映了简谐波的时空周期性.

① 对于给定位置 x，位移 y 只是 t 的函数，波函数表示距原点 O 为 x 处的质点在不同时刻的位移，即该点做简谐振动的情况，y-t 曲线称为 x 处质点的振动曲线.

② 对于给定时刻 t，位移 y 只是 x 的函数，波函数表示给定时刻 x 轴上各质点的位移分布，y-x 曲线称为该时刻的波形图.

(3) 如果 x 和 t 都变化，波函数表示沿波线上各个不同质点在不同时刻的位移，反映了波形的传播，又称行波.

3. 波的能量与强度

(1) 波的能量.

波动过程是能量的传递过程. 在波动中，每一个质元在任一时刻的动能和势能都具有相同的数值，即同时达到最大，同时为零. 它们的总能量不守恒，即任何质元都在不断地从振源方向的质元吸收能量，同时又把能量传递给前进方向的质元，因此，能量就随着波动的行进，从介质的一部分传向另一部分.

(2) 能量密度：波在传播时，单位体积中的能量，$w = \dfrac{E}{\Delta V} = \rho A^2\omega^2\sin^2\left[\omega\left(t - \dfrac{x}{u}\right) + \varphi\right]$.

平均能量密度：能量密度在一个周期内的平均值，$\overline{w} = \dfrac{1}{2}\rho A^2\omega^2$.

(3) 平均能流密度(或波的强度)：单位时间内通过垂直于波的传播方向单位面积的

平均能量.

$$I=\frac{\overline{P}}{S}=\overline{w}u=\frac{1}{2}\rho uA^2\omega^2 \quad (单位：W·m^{-2})$$

(4) 波的衰减.

衰减原因：①介质的黏性(内摩擦)等因素使波的能量随传播距离的增加而减小，称为吸收衰减. 平面波强度的指数衰减规律：$I=I_0 e^{-\mu x}$.

②波面的扩大造成通过单位截面积的波能量减少，称为扩散衰减. 球面波的强度与离开波源距离的平方成反比.

4. 波的衍射和干涉

(1) 惠更斯原理：介质中波动到达的每一点都可以看作新的波源，向各个方向发射子波，在其后任意时刻，这些子波的包络面就是该时刻的新波前.

(2) 波的叠加原理：两个或多个波源产生的波在同一介质中传播时，无论相遇与否，都保持自己原有的特征(频率、波长、振动方向等)，并按照自己原来的传播方向独立地传播，不受其他波的影响. 在几列波的相遇区域，各质点的振动是各列波单独存在时振动的合成.

(3) 波的干涉：频率相同、振动方向相同、相位相同或相位差恒定的两波源产生的两列波相遇时，在叠加区域的某些地方振动始终加强，而在另一些地方振动始终减弱的现象，称为波的干涉现象，这两列波称为相干波，而它们的波源称为相干波源.

干涉加强条件：$\Delta\varphi=\varphi_2-\varphi_1-2\pi\frac{x_2-x_1}{\lambda}=\pm 2k\pi$，$k=0,1,2,3,\cdots$

$$A=A_1+A_2$$

干涉减弱条件：$\Delta\varphi=\varphi_2-\varphi_1-2\pi\frac{x_2-x_1}{\lambda}=\pm(2k+1)\pi$，$k=0,1,2,3,\cdots$

$$A=|A_2-A_1|$$

当$\varphi_2-\varphi_1=0$时，波程差

$$\delta=x_2-x_1=\pm k\lambda, \quad k=0,1,2,3,\cdots，干涉加强$$

$$\delta=x_2-x_1=\pm(2k+1)\frac{\lambda}{2}, \quad k=0,1,2,3,\cdots，干涉减弱$$

(4) 驻波：由同频率、同振幅、彼此相向行进的两列相干波互相叠加而成的一种干涉现象.

驻波方程为

$$y=y_1+y_2=A\cos\left[2\pi\left(\frac{t}{T}-\frac{x}{\lambda}\right)\right]+A\cos\left[2\pi\left(\frac{t}{T}+\frac{x}{\lambda}\right)\right]=2A\cos\left(2\pi\frac{x}{\lambda}\right)\cos\left(2\pi\frac{t}{T}\right)$$

式中，$2A\cos\left(2\pi\frac{x}{\lambda}\right)$为各点的振幅，是 x 的周期函数. 驻波方程表明：各质点做振幅为$\left|2A\cos\left(2\pi\frac{x}{\lambda}\right)\right|$、周期为 T 的简谐振动.

① 振幅特点：凡满足 $2\pi\frac{x}{\lambda}=\pm k\pi$，即 $x=\pm k\frac{\lambda}{2}$，k=0,1,2,3,⋯的点，振幅最大，等于 $2A$，称为波腹；而满足 $2\pi\frac{x}{\lambda}=\pm(2k+1)\frac{\pi}{2}$，即 $x=\pm(2k+1)\frac{\lambda}{4}$，$k$=0,1,2,3,⋯的点，振幅始终是零，处于静止状态，称为波节；弦线上其余各点的振幅在零与最大值之间，相邻两波腹(或波节)间的距离为半波长．

② 相位特点：相邻两波节中各点的振动同相，而波节两侧各质点的振动反相．

5. *声波*

(1) 声波的分类. 根据频率的高低将声波分为超声波、可听声波和次声波.

(2) 声压. 介质中某处有声波传播与无声波传播时的压强差值称为该处的声压，声压也是周期性变化的.

$$P=\rho u\omega A\cos\left[\omega\left(t-\frac{x}{u}\right)+\varphi+\frac{\pi}{2}\right]$$

(3) 声阻抗.

$$Z=\rho u$$

(4) 声强和声强级.

$$I=\frac{1}{2}\rho u\omega^2A^2=\frac{1}{2}Zv_{\mathrm{m}}^2=\frac{P_{\mathrm{m}}^2}{2Z}=\frac{P_{\mathrm{e}}^2}{Z}$$

$$L=\lg\frac{I}{I_0}\,(\mathrm{B})=10\lg\frac{I}{I_0}\,(\mathrm{dB})$$

式中，$I_0=10^{-12}\,\mathrm{W\cdot m^{-2}}$ 为规定的基准声强.

(5) 响度与响度级.

人耳对声音强弱的主观感觉称为响度．响度级的单位为方(phon)，定义 1000Hz 频率纯音的响度级与它的声强级具有相同的量值．同一等响曲线上的各频率声音的响度相同．痛阈：声波在可听声波范围内的各个频率时，人耳能忍受的最大声强．听阈：声波在可听声波范围内的各个频率时，能引起听觉的最小声强．

6. *多普勒效应*

波源与观察者之间相对运动，观察者接收到的频率发生变化的现象称为多普勒效应．多普勒效应基本表达式为

$$\nu'=\frac{u\pm v_{\mathrm{o}}}{u\mp v_{\mathrm{s}}}\nu$$

式中，u 为波的传播速度，v_{o}、v_{s} 分别表示观察者和波源相对介质的运动速度，ν、ν' 分别表示波源的发射频率和观察者的接收频率.

正负号的选取：若观察者向着波源运动，v_{o} 取正号，远离时取负号；波源向着观察者运动时，v_{s} 取负号，远离时取正号.

5.3 书后习题解答

5-1 在波线上相距 2.5cm 的 A、B 两点，已知点 B 的振动相位比点 A 落后 $\frac{\pi}{6}$，振动周期为 2.0s，求波速和波长.

解 因为在波线上相距 λ 的两点相位差为 2π，所以

$$\lambda=\frac{2\pi}{\frac{\pi}{6}}\times 2.5\times 10^{-2}\,\text{m}=0.30\text{m}$$

波速为

$$u=\frac{\lambda}{T}=\frac{0.3}{2}=0.15(\text{m}\cdot\text{s}^{-1})$$

5-2 一列平面简谐波以 2.0m·s^{-1} 的速度沿 x 轴负方向传播，若波源的位置在 x=0 处，设在 $x=-0.5$ m 处质点的振动方程为 $y=0.10\cos\left(\pi t+\frac{\pi}{12}\right)$m，求：

(1) 波长；

(2) 波源的振动方程；

(3) 波函数.

解 (1) 由振动方程 $y=0.10\cos\left(\pi t+\frac{\pi}{12}\right)$m 知，振动频率为 $\nu=\frac{1}{2}$Hz，由题知波速 $u=2.0\text{m}\cdot\text{s}^{-1}$，所以波长 $\lambda=\frac{u}{\nu}=4.0\text{m}$.

(2) 由题知 $x=-0.5$ m 处质点的振动方程为

$$y=0.10\cos\left(\pi t+\frac{\pi}{12}\right)\text{m}$$

沿 x 轴负方向传播的平面波，波源 x=0 处 t 时刻振动与 $x=-0.5$m 处 $\left(t+\frac{|x|}{u}\right)$ 时刻振动同相，波源的振动方程为

$$y=0.10\cos\left[\pi\left(t+\frac{0.5}{2}\right)+\frac{\pi}{12}\right]\text{m}=0.10\cos\left(\pi t+\frac{\pi}{3}\right)\text{m}$$

(3) 该平面波源 t 时刻振动传播到 x 处，需时间 $\frac{x}{2}$，该平面波的波函数为

$$y=0.10\cos\left[\pi\left(t+\frac{x}{2}\right)+\frac{\pi}{3}\right]\text{m}=0.10\cos\left(\pi t+\frac{\pi}{2}x+\frac{\pi}{3}\right)\text{m}$$

5-3 一列简谐波沿 x 轴负方向传播，角频率为 ω，波速为 u. 设 $t=\frac{T}{4}$ 时刻的波形如

题图 5-3 所示，求该波的波函数.

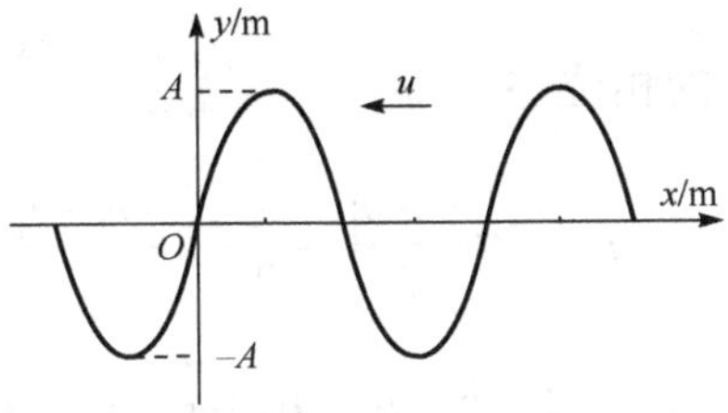

题图 5-3

解 沿 x 轴负方向传播的简谐波的基本表达式为

$$y = A\cos\left[\omega\left(t+\frac{x}{u}\right)+\varphi\right]$$

由 $t=\dfrac{T}{4}$ 时刻的波形图知：$x=\dfrac{\lambda}{4}$ 时，振幅最大，即 $y = A\cos\left[\omega\left(\dfrac{T}{4}+\dfrac{\lambda}{4u}\right)+\varphi\right]=A$，所以

$$\varphi = \pm\pi$$

该波的波函数为

$$y = A\cos\left[\omega\left(t+\frac{x}{u}\right)\pm\pi\right]$$

5-4 设平面简谐波的振幅 $A=1.0\times10^{-4}\text{m}$，波速 $u=1.0\times10^{3}\text{m}\cdot\text{s}^{-1}$，频率 $\nu=1.0\times10^{3}\text{Hz}$，传播波的介质密度 $\rho=8\times10^{2}\text{kg}\cdot\text{m}^{-3}$. 试求：

(1) 波的平均能量密度；

(2) 波的强度；

(3) 1min 内通过与波的传播方向垂直、面积为 $4.0\times10^{-4}\text{m}^2$ 的截面中的平均能量.

解 (1) 由题意可知 $\nu=1.0\times10^{3}\text{ Hz}$，则 $\omega=2\pi\nu=2\pi\times10^{3}\text{rad}\cdot\text{s}^{-1}$，根据波的平均能量密度公式 $\overline{w}=\dfrac{1}{2}\rho\omega^2A^2$，代入已知的所有数据得

$$\overline{w}=\frac{1}{2}\times8\times10^{2}\times(2\pi\times10^{3})^2\times(1.0\times10^{-4})^2\approx1.58\times10^{2}(\text{J}\cdot\text{m}^{-3})$$

(2) 根据波的强度公式 $I=\overline{w}u$，可得

$$I=\overline{w}u=1.58\times10^{2}\times1.0\times10^{3}=1.58\times10^{5}(\text{W}\cdot\text{m}^{-2})$$

(3) 1min 内通过与波的传播方向垂直、面积为 $4.0\times10^{-4}\text{m}^2$ 的截面中的平均能量为

$$\overline{E}=ISt=1.58\times10^{5}\times4.0\times10^{-4}\times60\approx3.79\times10^{3}\,(\text{J})$$

5-5 O_1、O_2 为两个波长均为 λ 的相干波源，相距 $\dfrac{\lambda}{4}$，强度均为 I_0，且 O_2 的相位比

O_1 超前 $\frac{\pi}{2}$. 试求：O_1 和 O_2 的连线上，在它们外侧各点叠加波的强度分别为多少.

解 空间各点两个分振动的相位差

$$\Delta\varphi=\varphi_2-\varphi_1-2\pi\frac{r_2-r_1}{\lambda}=\frac{\pi}{2}-2\pi\frac{r_2-r_1}{\lambda}$$

O_1 外侧各点 $r_2-r_1=\frac{\lambda}{4}$，$\Delta\varphi=\frac{\pi}{2}-\frac{\pi}{2}=0$，相干加强，$A=2A_0$ (A_0 为两个分振动的振幅)，而强度与振幅的平方成正比，故 $I=4I_0$.

O_2 外侧各点 $r_2-r_1=-\frac{\lambda}{4}$，$\Delta\varphi=\frac{\pi}{2}+\frac{\pi}{2}=\pi$，相干减弱，$A=0$，故 $I=0$.

5-6 某人戴了一个能使声强级增加 30dB 的助听器，问该助听器能使声强增大为原来的多少倍?

解 据题意有 L_2-L_1=30dB，即

$$10\lg\frac{I_2}{I_0}-10\lg\frac{I_1}{I_0}=30$$

$$\lg\frac{I_2}{I_1}=3$$

所以

$$\frac{I_2}{I_1}=1000$$

5-7 两个音叉在空气中产生同振幅的声波. 一个频率是 256Hz，另一个频率是 512Hz，求两声波的声压幅值比和声强比.

解 设 $\nu_1=256\text{Hz}$，$\nu_2=512\text{Hz}$，因为声压幅值

$$P_{\text{m}}=\rho u\omega A$$

所以

$$\frac{P_{1\text{m}}}{P_{2\text{m}}}=\frac{256}{512}=\frac{1}{2}$$

又因为声强

$$I=\frac{1}{2}\rho u\omega^2A^2$$

所以

$$\frac{I_1}{I_2}=\frac{256^2}{512^2}=\frac{1}{4}$$

5-8 20℃时空气和肌肉的声阻抗分别为 $4.28\times10^2\text{kg}\cdot\text{m}^{-2}\cdot\text{s}^{-1}$ 和 $1.63\times10^6\text{kg}\cdot\text{m}^{-2}\cdot\text{s}^{-1}$.

计算声波由空气垂直入射于肌肉时的反射系数和透射系数.

解 声波经由空气垂直入射于肌肉时，反射系数为

$$\alpha_{\rm ir}=\frac{I_{\rm r}}{I_{\rm i}}=\left(\frac{Z_2-Z_1}{Z_2+Z_1}\right)^2=\frac{(1.63\times10^6-4.28\times10^2)^2}{(1.63\times10^6+4.28\times10^2)^2}\approx0.999=99.9\%$$

透射系数为

$$\alpha_{\rm it}=\frac{I_{\rm t}}{I_{\rm i}}=\frac{4Z_1Z_2}{(Z_1+Z_2)^2}\frac{4\times4.28\times10^2\times1.63\times10^6}{(4.28\times10^2+1.63\times10^6)^2}\approx0.001=0.1\%$$

即如果不使用超声耦合剂，超声波也几乎全部反射，将无法进入人体内.

5-9 10 个人的小合唱，若每人发出 60dB 的声音，试求发出的总声强和总声强级.

解 声强 $I=\frac{1}{2}\rho u\omega^2A^2$，声强级 $L=10\lg\frac{I}{I_0}$. 若一个人的声强级

$$L_1=10\lg\frac{I_1}{I_0}=60\text{dB}$$

则

$$I_1=10^{-6}\,\text{W}\cdot\text{m}^{-2}$$

10 个人的总声强为

$$I=10I_1=1\times10^{-5}\,\text{W}\cdot\text{m}^{-2}$$

所以 10 个人的总声强级为

$$L=10\lg\frac{10I_1}{I_0}=10\lg\frac{1\times10^{-5}}{10^{-12}}=70(\text{dB})$$

5-10 距一个点声源 10m 的地方声强级是 20dB，若不计吸收衰减，求：

(1) 距离声源 5m 处的声强级；

(2) 距离声源多远，声音就听不见了(声强小于$10^{-12}\,\text{W}\cdot\text{m}^{-2}$).

解 已知 r=10m 处，L=20dB，声强为 I_1；r=5m 处，声强为 I_2，声强级为 L_2.

(1) 根据公式 $L=10\lg\frac{I}{I_0}$，得 $20=10\lg\frac{I_1}{I_0}=10\lg\frac{I_1}{10^{-12}}$，则

$$I_1=10^{-10}\,\text{W}\cdot\text{m}^{-2}$$

对于点声源(球面波)，在不计吸收衰减的情况下，$4\pi r_1^2I_1=4\pi r_2^2I_2$，$r_1^2I_1=r_2^2I_2$，所以

$$I_2=\frac{r_1^2I_1}{r_2^2}=\frac{100\times10^{-10}}{25}=4\times10^{-10}(\text{W}\cdot\text{m}^{-2})$$

$$L_2=10\lg\frac{I}{I_0}=10\lg\frac{4\times10^{-10}}{10^{-12}}=10\lg(4\times10)^2\approx26(\text{dB})$$

(2) 设距离声源 r_3 处听不见的声强 $I_3 = 10^{-12}\,\mathrm{W \cdot m^{-2}}$，因为 $r_1^2 I_1 = r_3^2 I_3$，则

$$r_3^2 = \frac{r_1^2 I_1}{I_3} = \frac{100 \times 10^{-10}}{10^{-12}} = 10^4(\mathrm{m}^2), \quad r_3 = 10^2\,\mathrm{m}$$

5-11 在一次水下导航实验中，一艘水下航行器甲和另一艘水下航行器乙在静水中相向行驶．甲航行器的速率是 $50.0\mathrm{km \cdot h^{-1}}$，乙航行器的速率是 $70.0\mathrm{km \cdot h^{-1}}$．甲航行器发出频率为 1000Hz 的声呐信号(水中的声波)．声呐波以速率 $5470\mathrm{km \cdot h^{-1}}$ 在水中传播．问：

(1) 乙航行器测出的甲航行器信号的频率是多少？

(2) 甲航行器测到的从乙航行器反射的信号的频率是多少？

解 根据多普勒效应原理，$\nu' = \dfrac{u + v_o}{u - v_s}\nu$．

(1) 甲航行器为波源，乙航行器为观测者，二者相向而行，由题意知

$$v_s = 50.0\mathrm{km \cdot h^{-1}}, \quad v_o = 70.0\mathrm{km \cdot h^{-1}}, \quad \nu = 1000\mathrm{Hz}$$

故乙航行器测出的甲航行器信号的频率为

$$\nu' = \frac{u + v_o}{u - v_s}\nu = \frac{5470 + 70}{5470 - 50} \times 1000 \approx 1022.14(\mathrm{Hz})$$

(2) 对甲航行器所测的回波信号来说，观测者是甲航行器，波源为乙航行器，由题意有

$$v_o = 50.0\mathrm{km \cdot h^{-1}}, \quad v_s = 70.0\mathrm{km \cdot h^{-1}}, \quad \nu' = 1022.14\mathrm{Hz}$$

故甲航行器测到的从乙航行器反射的信号的频率为

$$\nu'' = \frac{u + v_o}{u - v_s}\nu' = \frac{5470 + 50}{5470 - 70} \times 1022.14 \approx 1044.85(\mathrm{Hz})$$

5-12 用连续型多普勒诊断仪研究心脏壁的运动速率．超声频率为 5MHz，垂直入射心脏(即入射角为 0°)，已知声速 u 为 $1500\mathrm{m \cdot s^{-1}}$，测得的多普勒频移为 500Hz，求此瞬间心脏壁的运动速率大小．

解 设某时刻心脏向着探头运动，速度为 v，探头发射超声波的频率为 ν_0，心脏接收到的频率为 ν'，探头接收反射超声波的频率为 ν''，如题图 5-12 所示．

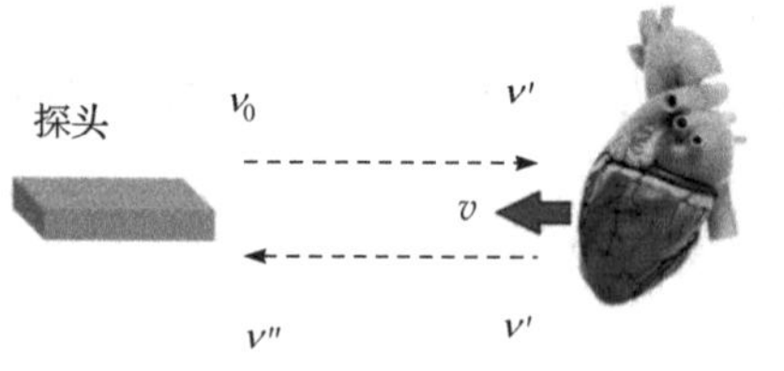

题图 5-12

当探头发射超声波时，心脏为接收器

$$\nu' = \frac{u + v}{u}\nu_0 \tag{1}$$

当探头接收超声波时，心脏为波源

$$\nu'' = \frac{u}{u - v}\nu' \tag{2}$$

又

$$\nu'' - \nu_0 = 500\text{Hz} \tag{3}$$

解式(1)～(3)得

$$v = 7.5\times 10^{-2}\,\text{m}\cdot\text{s}^{-1}$$

5.4 典型习题及解答

1. 选择题

(1) 选择题(1)图为一沿 x 轴正向传播的平面简谐波在 $t=0$ 时刻的波形．若振动以余弦函数表示，且本题各点振动初相位取 $-\pi$ 到 π 之间的值，则(　　).

A. 0 点的初相位为 $\varphi_0 = 0$　　B. 1 点的初相位为 $\varphi_1 = 0$

C. 2 点的初相位为 $\varphi_2 = 0$　　D. 3 点的初相位为 $\varphi_3 = 0$

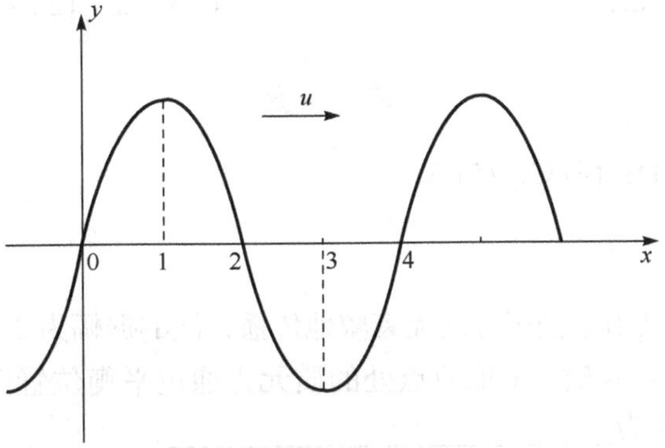

选择题(1)图

(2) 下列说法正确的是(　　).

A. 波源频率越高，波速越大

B. 机械波只能在弹性介质中传播，而电磁波可以在真空中传播

C. 横波是沿水平方向振动的波，纵波是沿竖直方向振动的波

D. 波源振动的频率就是波的频率，波源振动的速度就是波的传播速度

(3) 两列声波在同一介质中传播，设两列波的频率分别为 ν_1 和 ν_2，且 $\nu_1 = 2\nu_2$，若两波振幅相同，则两波的声强和声强级的关系是(　　).

A. $I_1 = 2I_2$， $L_1 = 2L_2$　　B. $I_1 = 2I_2$， $L_1 = L_2 + 3\text{dB}$

C. $I_1 = 4I_2$， $L_1 = 4L_2$　　D. $I_1 = 4I_2$， $L_1 = L_2 + 6\text{dB}$

(4) 某波的波形曲线如选择题(4)图所示，则 a、b 两点的相位差是(　　).

A. π　　B. $\frac{1}{2}\pi$　　C. $\frac{5}{4}\pi$　　D. 0

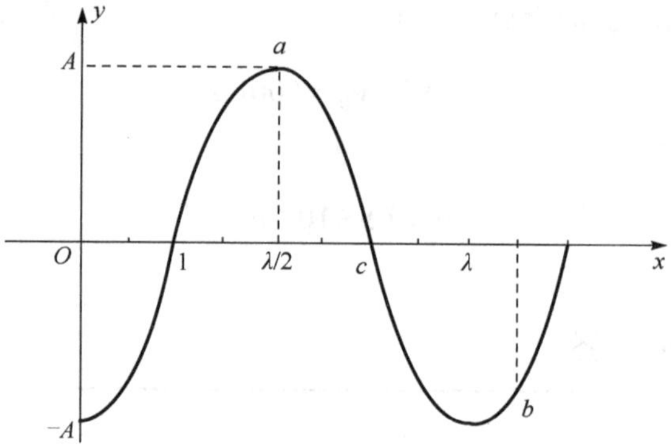

选择题(4)图

(5) 有两列沿相反方向传播的相干波，其波动方程分别为 $y_1 = A\cos[2\pi(\nu t - x/\lambda)]$ 和 $y_2 = A\cos[2\pi(\nu t + x/\lambda)]$，叠加后形成驻波，其波腹位置的坐标为(　　).

A. $x = \pm\frac{1}{2}k\lambda\ (k = 0, 1, 2, \cdots)$　　B. $x = \pm\frac{1}{2}(2k+1)\lambda\ (k = 0, 1, 2, \cdots)$

C. $x = \pm k\lambda\ (k = 0, 1, 2, \cdots)$　　D. $x = \pm\frac{1}{4}(2k+1)\lambda\ (k = 0, 1, 2, \cdots)$

答　案

(1) B；(2) B；(3) D；(4) C；(5) A.

2. 填空题

(1) 一列平面简谐波沿 x 轴正方向无衰减地传播，波的振幅为 2×10^{-3}m，周期为 0.01s，波速为 $400\text{m}\cdot\text{s}^{-1}$，当 $t = 0$s 时，x 轴原点处的质元正通过平衡位置向 y 轴正方向运动，则该平面简谐波的表达式为____________.

(2) 两相干波源 S_1 和 S_2 相距 $\frac{\lambda}{4}$，S_1 的相位比 S_2 的相位超前 $\frac{\pi}{2}$，在 S_1 和 S_2 的连线上 S_1 外侧各点，两波引起的谐振动的相位差是____________.

(3) 某列简谐波，周期为 0.01s，振幅为 0.4m，当 $t = 0$s 时，波源振动位移恰好为正向最大值. 设波速为 $400\text{m}\cdot\text{s}^{-1}$，则此时波线上距波源 2m 处的质点的振动相位为____________.

(4) 声波在声阻抗为 $500\text{kg}\cdot\text{m}^{-2}\cdot\text{s}^{-1}$ 的介质中传播，若介质中某处声压幅值等于 80Pa，则该处的声强为____________.

答　案

(1) $y = 2\times10^{-3}\cos\left[200\pi\left(t - \frac{x}{400}\right) - \frac{\pi}{2}\right]$m；(2) π；(3) π；(4) $6.4\ \text{J}\cdot\text{m}^{-2}\cdot\text{s}^{-1}$.

3. 计算题

(1) 有一列平面简谐波沿 x 轴正方向传播，坐标原点按 $y = A\cos(\omega t + \varphi)$ 的规律振动，已知 $A = 0.10\text{m}, T = 0.50\text{s}, \lambda = 10\text{m}$. 试求：

① 波函数；

② 波线上相距 2.5m 两点的相位差；

③ 假如 $t = 0$ 时处于坐标原点的质点的振动位移为 $y_0 = +0.050\text{m}$，且向平衡位置运动，求初相位并写出波函数.

解 ① 已知平面简谐波的 $A = 0.10\text{m}$，$T = 0.50\text{s}$，$\lambda = 10\text{m}$，波函数为

$$y = A\cos\left[2\pi\left(\frac{t}{T} - \frac{x}{\lambda}\right) + \varphi\right] = 0.10\cos\left[2\pi\left(\frac{t}{0.50} - \frac{x}{10}\right) + \varphi\right]\text{m} = 0.10\cos\left[2\pi\left(2t - \frac{x}{10}\right) + \varphi\right]\text{m}$$

② 波线上相距 2.5 m 两点的相位差

$$\Delta\varphi = \varphi(x,t) - \varphi(x + 2.5, t) = 2\pi \times \frac{2.5}{10} = \frac{\pi}{2}$$

③ $t = 0$ 时，$y_0 = +0.050\text{m}$，所以

$$y_0 = 0.10\cos\varphi = 0.05$$

$$\varphi = \pm\frac{\pi}{3}$$

由于此时质点向平衡位置运动，说明此时 $\frac{\mathrm{d}y}{\mathrm{d}t} < 0$，即

$$\frac{\mathrm{d}y}{\mathrm{d}t} = -A\omega\sin\varphi < 0$$

所以初相位 $\varphi = \pi/3$，波函数为

$$y = A\cos\left[2\pi\left(\frac{t}{T} - \frac{x}{\lambda}\right) + \varphi\right] = 0.10\cos\left[2\pi\left(\frac{t}{0.50} - \frac{x}{10}\right) + \pi/3\right]\text{m}$$

(2) 如计算题(2)图所示，两相干波源 S_1 和 S_2 的距离为 $d = 30\text{m}$，S_1 和 S_2 都在 x 坐标轴上，S_1 位于坐标原点 O. 设由 S_1 和 S_2 分别发出的两列波沿 x 轴传播时，强度保持不变. $x_1 = 9\text{m}$ 和 $x_2 = 12\text{m}$ 处的两点是相邻的两个因干涉而静止的点. 求两波的波长和两波源间的最小相位差.

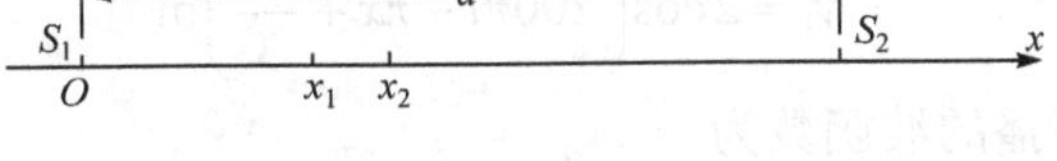

计算题(2)图

解 设 S_1 和 S_2 的振动相位分别为 φ_1、φ_2，两波在 x_1 点的振动相位差为

$$\Delta\varphi_{x_1} = \left[\varphi_2 - \frac{2\pi}{\lambda}(d - x_1)\right] - \left[\varphi_1 - \frac{2\pi}{\lambda}x_1\right]$$

同理，两波在 x_2 点的振动相位差为

$$\Delta\varphi_{x_2}=\left[\varphi_2-\frac{2\pi}{\lambda}(d-x_2)\right]-\left[\varphi_1-\frac{2\pi}{\lambda}x_2\right]$$

据题意有

$$\Delta\varphi_{x_2}-\Delta\varphi_{x_1}=\frac{4\pi}{\lambda}(x_2-x_1)=2\pi$$

所以

$$\lambda=2(x_2-x_1)=2(12-9)=6(\text{m})$$

因为

$$\Delta\varphi_{x_1}=\left[\varphi_2-\frac{2\pi}{\lambda}(d-x_1)\right]-\left[\varphi_1-\frac{2\pi}{\lambda}x_1\right]=(2k+1)\pi$$

所以

$$\varphi_2-\varphi_1=(2k+1)\pi+\frac{2\pi}{\lambda}(d-2x_1)=(2k+5)\pi$$

又因为当 $k=-2$，-3 时相位差最小，所以

$$\Delta\varphi=\pm\pi$$

(3) 一平面简谐波波源位于 x=1m 处，其振动方程为 $y=2\cos\left(200\pi t+\frac{\pi}{3}\right)\text{m}$，此波源产生的波无衰减地分别向 x 轴正、负方向传播，波速 $u=200\text{m}\cdot\text{s}^{-1}$．求此波沿 x 轴正、负方向传播的波函数.

解 据题意，波源 x_0 处质点的振动方程为

$$y=2\cos\left(200\pi t+\frac{\pi}{3}\right)\text{m}$$

由波的传播特性得波沿 x 轴传播的波函数为

$$y=2\cos\left[200\pi\left(t\mp\frac{x-x_0}{u}\right)+\frac{\pi}{3}\right]\text{m}$$

将 x_0=1m 代入，得沿 x 轴正方向传播的波函数为

$$y_1=2\cos\left[200\pi\left(t-\frac{x-x_0}{u}\right)+\frac{\pi}{3}\right]\text{m}=2\cos\left[200\pi\left(t-\frac{x-1}{200}\right)+\frac{\pi}{3}\right]\text{m}$$

$$y_1=2\cos\left(200\pi t-\pi x+\frac{4\pi}{3}\right)\text{m}$$

同理得沿 x 轴负方向传播的波函数为

$$y_2=2\cos\left(200\pi t+\pi x-\frac{2\pi}{3}\right)\text{m}$$

(4) 在空气中，一声源向四周均匀发射频率为 440Hz 的声波，若空气密度为 $1.29\text{kg}\cdot\text{m}^{-3}$，声速为 $331\text{m}\cdot\text{s}^{-1}$，与声源相距 5m 处的声强级为 80dB，求：

① 该处声振动的振幅；

② 该处的声压幅值；

③ 声强级为 60 dB 处与声源的距离.

解 ① 因为 $L=10\lg\dfrac{I}{I_0}$，所以

$$I=I_0 10^{L/10}=10^{-12}\times 10^{80/10}\approx 10^{-4}(\mathrm{W\cdot m^{-2}})$$

由

$$I=\frac{1}{2}\rho u\omega^2 A^2$$

得

$$A=\frac{1}{\omega}\sqrt{\frac{2I}{\rho u}}=\frac{1}{2\pi\times 440}\sqrt{\frac{2\times 10^{-4}}{1.29\times 331}}\approx 2.48\times 10^{-7}(\mathrm{m})$$

② $P_{\mathrm{m}}=\rho u\omega A=1.29\times 331\times 2\pi\times 440\times 2.48\times 10^{-7}\approx 0.29(\mathrm{Pa})$.

③ 因为

$$I'=I_0 10^{L'/10}=10^{-12}\times 10^{60/10}=10^{-6}\ (\mathrm{W\cdot m^{-2}})$$

若不考虑空气对声波的吸收，则声强与距离的平方呈反比关系，所以声强级为 60dB 处与声源的距离为

$$x'=\sqrt{\frac{Ix^2}{I'}}=\sqrt{\frac{10^{-4}\times 5^2}{10^{-6}}}=50(\mathrm{m})$$

(5) 一巡逻艇在海水中发出频率为 ν 的超声波，射在一迎面驶来的潜艇上反射回来. 设海水中声速为 u，巡逻艇速度为 v_{o}，潜艇速度为 $v\,(v<u, v_{\mathrm{o}}<u)$.

① 求潜艇接收到超声波的频率；

② 在两艇之间海面附近有一固定探测器，求它接收到两艇发射超声波的频差.

解 ① 根据多普勒效应原理

$$\nu'=\frac{u\pm v_{\mathrm{o}}}{u\mp v_{\mathrm{s}}}\nu$$

得潜艇接收到超声波的频率为

$$\nu_1=\frac{u+v}{u-v_{\mathrm{o}}}\nu$$

② 探测器接收到巡逻艇发射的频率为

$$\nu_2=\frac{u}{u-v_{\mathrm{o}}}\nu$$

探测器接收到潜艇反射的频率，即

$$\nu_1'=\frac{u}{u-v}\nu_1=\frac{u}{u-v}\cdot\frac{u+v}{u-v_{\mathrm{o}}}\nu$$

所以探测器接收到两艇发射超声波的频差为

$$\Delta\nu = \nu_1' - \nu_2 = \frac{2uv}{(u - v_o)(u - v)}\nu$$

5.5 自我检测题

(1) 一平面简谐波在弹性介质中传播，在某一瞬时，介质中某质元正处于平衡位置，此时它的能量是(　　).

A. 动能为零，势能最大　　B. 动能为零，势能为零

C. 动能最大，势能最大　　D. 动能最大，势能为零

(2) 在下面几种说法中，正确的是(　　).

A. 波源不动时，波源的振动周期与波动的周期在数值上是不同的

B. 在波传播方向上的任一质点振动相位总是比波源的相位滞后

C. 在波传播方向上的任一点的振动相位总是比波源的相位超前

D. 波源振动的速度与波速相同

(3) 一个余弦横波以速度 u 沿 x 轴正向传播，t 时刻波形曲线如自我检测题(3)图所示．试分别指出图中 a、b、c 各质点在该时刻的运动方向(　　).

A. a 点向上运动，b 点向上运动，c 点向下运动

B. a 点向下运动，b 点向上运动，c 点向上运动

C. a 点向下运动，b 点向下运动，c 点向上运动

D. a 点向下运动，b 点向上运动，c 点向下运动

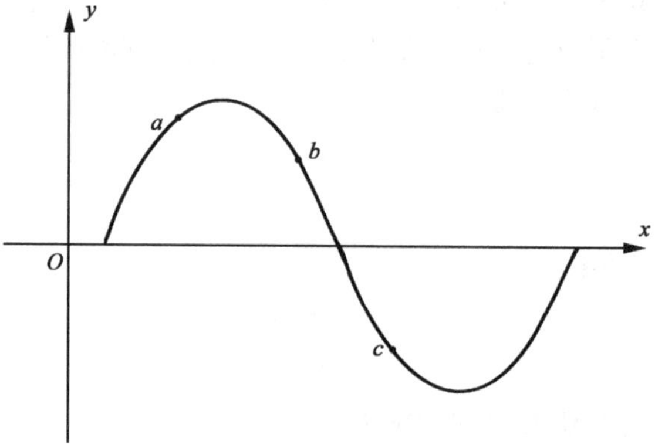

自我检测题(3)图

(4) 一平面简谐波，波长为λ. 在波的传播方向上有两质点，其振动相位差为$5\pi/6$，此两质点之间的距离为(　　).

A. $\frac{2\lambda}{3}$　　B. $\frac{5\lambda}{6}$　　C. $\frac{3\lambda}{4}$　　D. $\frac{5\lambda}{12}$

(5) 在机械波传播过程中，当一介质质元的振动动能的相位是$\pi/2$时，它的弹性势能

的相位是(　　).

A. π　　　B. $-\dfrac{\pi}{2}$　　　C. $\dfrac{\pi}{4}$　　　D. $\dfrac{\pi}{2}$

(6) 一简谐横波沿 x 轴传播．若 x 轴上 P_1 和 P_2 两点相距 $\lambda/8$ (其中 λ 为该波的波长)，则在波的传播过程中，这两点振动速度的(　　).

A. 方向总是相同　　　B. 方向总是相反

C. 方向有时相同，有时相反　　　D. 大小总是不相等

(7) 如自我检测题(7)图所示，P 点与波源 S_1 和 S_2 的距离分别为 3λ和 $10\lambda/3$，λ为两列波在介质中的波长，若 P 点的合振幅总是极大值，则两波源初相位应满足的条件是(　).

A. $\Delta\varphi = \pm 2k\pi - \dfrac{2}{3}\pi$　　　B. $\Delta\varphi = \pm(2k+1)\pi - \dfrac{2}{3}\pi$

C. $\Delta\varphi = \pm(2k+1)\pi$　　　D. $\Delta\varphi = \pm 2k\pi$

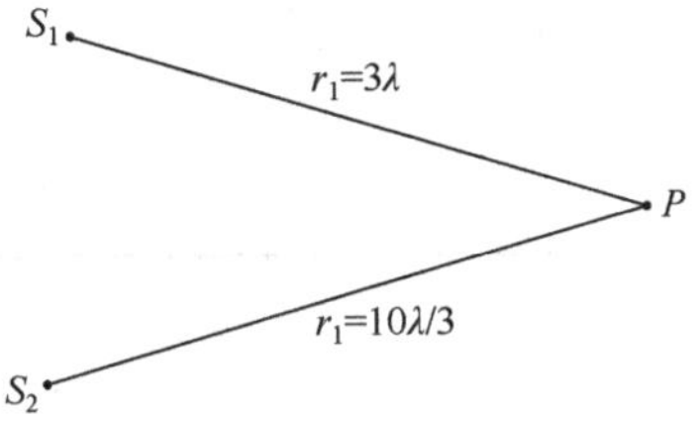

自我检测题(7)图

(8) 沿着相反方向传播的两列相干波，其波动方程分别为 $y_1 = A\cos\left[2\pi\left(\nu t - x/\lambda\right)\right]$ 和 $y_2 = A\cos\left[2\pi\left(\nu t + x/\lambda\right)\right]$．在叠加后形成的驻波中，各处的振幅是（　).

A. $\left|2A\cos(2\pi x/\lambda)\right|$　　　B. $2A$　　　C. $\left|2A\cos(2\pi t/T)\right|$　　　D. A

(9) 世界卫生组织把听阈值为 30dB 的患者定为轻度听力损失，对频率 1000Hz 来讲，对应的听阈声强为(　　).

A. 30dB　　　B. $10^{-9}\ \mathrm{W\cdot m^{-2}}$

C. $3\times10^{-9}\ \mathrm{W\cdot m^{-2}}$　　　D. 条件不足，无法确定

(10) B 型超声波成像所依据的参数是(　　).

A. 超声脉冲回波的衰减系数　　　B. 超声脉冲回波的频率

C. 超声脉冲回波的波长　　　D. 超声脉冲回波的幅度

自我检测题答案 5　　　典型例题讲解微课 5

(山西医科大学　杨光晔)

第6章 静 电 场

6.1 基本要求

(1) 掌握：电场强度、电场强度的叠加原理；电场线、电通量、高斯定理及其应用.
(2) 理解：电势、环路定理、电场强度和电势的关系.
(3) 了解：库仑定律；等势面.

6.2 内容提要

1. 库仑定律

自然界中存在着两种电荷：正电荷和负电荷. 同种电荷互相排斥，异种电荷互相吸引.

电荷守恒定律：在一个与外界没有电荷交换的系统内部，正负电荷的代数和在任何过程中保持不变.

电荷量子化：任何带电体的电荷量都是分立的、不连续的，而且都是电子电量 e 的整数倍.

库仑定律：真空中两个静止点电荷 q_1 和 q_2 之间相互作用的静电力的方向沿着这两个点电荷的连线，同号电荷相斥，异号电荷相吸，静电力的大小与电量 q_1 和 q_2 的乘积成正比，与这两个点电荷之间的距离 r 的平方成反比

$$F = \frac{1}{4\pi\varepsilon_0}\frac{|q_1||q_2|}{r^2}$$

2. 电场强度

空间中某点的电场强度的大小等于单位正电荷在该点所受电场力的大小，方向为正电荷在该点的受力方向，即

$$\boldsymbol{E} = \frac{\boldsymbol{F}}{q_0}$$

(1) 点电荷的电场强度.

点电荷 q 在空间任一点所激发的电场强度的大小，与点电荷的电荷量 q 成正比，与点电荷到该点距离 r 的平方成反比，即

$$\boldsymbol{E}=\frac{q}{4\pi\varepsilon_0 r^2}\boldsymbol{e}_r$$

其中 $\boldsymbol{e}_r$ 为 $\boldsymbol{r}$ 的单位矢量.

(2) 点电荷系的电场.

几个点电荷组成的点电荷系统中，它们产生的电场相互叠加，形成合电场，这时某点的场强等于各个电荷单独存在时在该点产生的场强的矢量和．这就是电场强度叠加原理，即

$$\boldsymbol{E}=\sum_{i=1}^{n}\boldsymbol{E}_i=\sum_{i=1}^{n}\frac{q_i}{4\pi\varepsilon_0 r_i^2}\boldsymbol{e}_{ri}$$

(3) 任意带电体的电场强度.

对于电荷连续分布的任意带电体来说，可以将带电体所携带的电荷看成是由许多很小的电荷元 $\mathrm{d}q$ 组成的，则 $\mathrm{d}q$ 在空间中某点产生的电场强度 $\mathrm{d}\boldsymbol{E}$ 为

$$\mathrm{d}\boldsymbol{E}=\frac{\mathrm{d}q}{4\pi\varepsilon_0 r^2}\boldsymbol{e}_r$$

整个带电体在该点的电场强度为

$$\boldsymbol{E}=\int\mathrm{d}\boldsymbol{E}=\int\frac{\mathrm{d}q}{4\pi\varepsilon_0 r^2}\boldsymbol{e}_r$$

3. 高斯定理

(1) 电场线.

在电场中画出一系列曲线，曲线上每一点的切线方向都与该点处场强 $\boldsymbol{E}$ 的方向一致，且通过垂直于场强方向的单位面积的曲线条数等于该点场强的大小，这些曲线称为电场线．假设垂直穿过面积元 $\mathrm{d}S_\perp$ 的电场线条数为 $\mathrm{d}\Phi_\mathrm{e}$，则

$$E=\frac{\mathrm{d}\Phi_\mathrm{e}}{\mathrm{d}S_\perp}$$

电场线的方向表示场强的方向，电场线的面密度表示场强的大小.

静电场的电场线有如下特性：①电场线始于正电荷终止于负电荷，不会在没有电荷的地方中断，即电场是有源场；②电场线不形成闭合曲线，即电场是无旋场；③任何两条电场线不会相交.

(2) 电通量.

我们把通过电场中某一个曲面的电场线的总条数称为该曲面的电通量，用符号 Φ_e 表示

$$\Phi_\mathrm{e}=\int_S\mathrm{d}\Phi_\mathrm{e}=\int_S E\cos\theta\mathrm{d}S=\int_S\boldsymbol{E}\cdot\mathrm{d}\boldsymbol{S}$$

如果曲面为闭合曲面，上式可以写成

$$\oint_S E\cos\theta\mathrm{d}S=\oint_S\boldsymbol{E}\cdot\mathrm{d}\boldsymbol{S}$$

必须指出，对非闭合曲面，曲面法线的正方向可以取曲面的任何一侧，但对于闭合曲面，通常规定面积元 dS 的法线方向为由内侧指向外侧.

(3) 静电场的高斯定理.

静电场中的高斯定理：真空中的静电场，通过任意一个闭合曲面的电通量，等于该闭合曲面所包围的电荷量的代数和除以真空介电常量，与闭合曲面外的电荷无关. 其数学表达式为

$$\Phi_{\mathrm{e}}=\oint_S \boldsymbol{E}\cdot\mathrm{d}\boldsymbol{S}=\frac{1}{\varepsilon_0}\sum_i q_i$$

式中闭合曲面 S 又称为高斯面，它所包围的电荷量的代数和为 $\sum\limits_i q_i$.

4. 电势能和电势

(1) 静电场力做功.

试探电荷 q_0 在场源点电荷 q 所产生的电场中由 a 点沿任意路径到达 b 点，电场力所做的功与 q_0 及它移动的始末位置有关，而与它的路径无关

$$A=\frac{q_0 q}{4\pi\varepsilon_0}\int_a^b \frac{1}{r^2}\mathrm{d}r=\frac{q_0 q}{4\pi\varepsilon_0}\left(\frac{1}{r_a}-\frac{1}{r_b}\right)$$

(2) 电势能.

试探电荷 q_0 在静电场中某点的电势能为 W_a，在数值上等于把 q_0 从该点移到无穷远(零电势能)处静电场力所做的功 $A_{a\infty}$

$$W_a=A_{a\infty}=\int_a^{\infty} q_0\boldsymbol{E}\cdot\mathrm{d}\boldsymbol{l}$$

(3) 静电场的环路定理.

在静电场中，电场强度 $\boldsymbol{E}$ 沿任意闭合路径的线积分为零. 这就是静电场的环路定理.

高斯定理和静电场的环路定理并列为静电场的基本方程，高斯定理说明电场是有源场，环路定理说明电场是无旋场，是保守场，可引入电势的概念.

(4) 电势.

静电场中某一点 a 的电势 V_a，在数值上等于单位正电荷在该点的电势能，或者表达为：静电场中某一点 a 的电势 V_a，在数值上等于把单位正电荷从 a 点移到无穷远(零电势能)处时，静电场力所做的功. 电势的单位是 V(伏特)，$1\mathrm{V}=1\mathrm{J}\cdot\mathrm{C}^{-1}$.

$$V_a=\frac{W_a}{q_0}=\int_a^{\infty}\boldsymbol{E}\cdot\mathrm{d}\boldsymbol{l}$$

(5) 电势差.

静电场中任意两点 a、b 间电势之差，或两点的电压，用 U_{ab} 表示

$$U_{ab}=V_a-V_b=\frac{W_a}{q_0}-\frac{W_b}{q_0}=\int_a^b \boldsymbol{E}\cdot\mathrm{d}\boldsymbol{l}$$

静电场中 a、b 两点的电势差 U_{ab}，在数值上等于把单位正电荷从 a 点经过任何路径移动到 b 点时静电场力所做的功. 电势差是个绝对量，它与零势能参考点的选择无关.

(6) 点电荷电场的电势.

点电荷 q 处于坐标原点，距 q 为 r 处 P 点的电势为

$$V_P = \frac{q}{4\pi\varepsilon_0 r}$$

(7) 电势的叠加原理.

如果电场是由 n 个独立的点电荷 $q_1, q_2, \cdots, q_n$ 所激发，它们与空间某点 P 的距离分别是 $r_1, r_2, \cdots, r_n$，则 P 点处电势为

$$V_P = \sum_{i=1}^{n} \frac{q_i}{4\pi\varepsilon_0 r_i}$$

上式表明，在点电荷系激发的静电场中，任意给定点 P 的电势，等于各个点电荷单独存在时在该点激发的电势的代数和. 这个性质称为电势的叠加原理.

如果静电场是由电荷连续分布的带电体所激发，则整个带电体在 P 点的电势为

$$V = \int \frac{\mathrm{d}q}{4\pi\varepsilon_0 r}$$

电荷元 $\mathrm{d}q$ 可根据带电体的形状及电荷是体分布、面分布或线分布等不同情况选取.

5. 电场强度和电势的关系

(1) 等势面.

在静电场中，把具有相同电势的邻近的点连起来所构成的曲面称为等势面.

(2) 电场强度和电势的关系.

$$\boldsymbol{E} = -\frac{\mathrm{d}V}{\mathrm{d}n}\boldsymbol{e}_n$$

$$V_a = \frac{W_a}{q_0} = \int_a^{\infty} \boldsymbol{E} \cdot \mathrm{d}\boldsymbol{l}$$

6.3 书后习题解答

6-1 闭合曲面 S 中包围有电荷 q_1 和 q_2，而 q_3 和 q_4 位于闭合曲面外，由于闭合曲面 S 的电通量 $\oint_S \boldsymbol{E} \cdot \mathrm{d}\boldsymbol{S}$ 只与 q_1、q_2 有关，所以闭合曲面 S 上各点电场强度 $\boldsymbol{E}$ 只是由 q_1 和 q_2 电荷产生的. 上述结论正确吗？为什么？

答 上述结论是错误的. 闭合曲面 S 上各点电场强度 $\boldsymbol{E}$ 应为电荷 q_1、q_2、q_3 和 q_4 在空间中产生电场的叠加.

6-2 点电荷 q 位于立方体中心，若以该立方体表面作为高斯面，可以用高斯定理求

出该立方体表面上任一点的电场强度. 上述结论正确吗？为什么？

答 以该立方体作为高斯面原则上可以，但过于复杂的数学运算一般不采用该方法. 因为点电荷的电场具有球对称性，利用高斯定理求解可以简化计算；但在立方体的各个面上电场强度大小和方向均不同，很难用高斯定理求出.

6-3 场强为零的地方，电势也一定为零. 电势为零的地方，场强也一定为零. 此说法是否正确？请说明.

答 场强为零的地方，电势也一定为零，此说法是错误的，例如，两个同号等量的点电荷在其连线中点处的场强为零，但是电势并不为零. 同理，电势为零的地方，场强也一定为零，此说法也是错误的，例如，电偶极子点电荷连线中垂线处的电场和电势，电势为零，但是场强并不一定为零.

6-4 如题图 6-4 所示，三个电量为$-q$的点电荷分别放在边长为r的等边三角形的三个顶点上，将电荷$Q(Q>0)$放在三角形的重心上. 为使每个负电荷受力为零，Q的值应为多大？

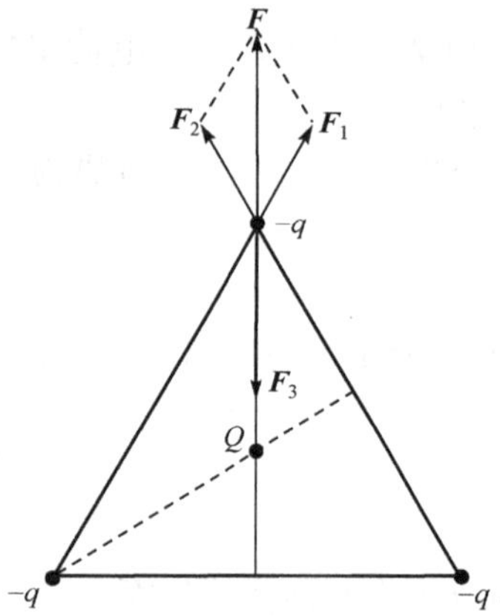

题图 6-4

解 设重心到顶点的距离为l，据等边三角形知$l=r/\sqrt{3}$，一个$-q$受其他三个电荷的合力的大小为

$$2F_1\cos30^\circ-F_3=2\times\frac{q^2}{4\pi\varepsilon_0 r^2}\times\frac{\sqrt{3}}{2}-\frac{qQ}{4\pi\varepsilon_0 l^2}$$

整理上式，并根据题意有

$$\frac{q}{4\pi\varepsilon_0 r^2}(\sqrt{3}q-3Q)=0$$

所以$Q=\sqrt{3}q/3$.

6-5 一个半径为R的半圆细环上均匀分布着电荷Q，如题图 6-5 所示，求圆心处的电场强度.

解 建坐标系如题图 6-5 所示，取线元 dl 带电量为$\mathrm{d}q=\frac{Q}{\pi R}\mathrm{d}l$，由于对称性，细环各线元在圆心处产生的场强与在垂直于y轴方向上的分量相互抵消，只有在y轴方向的场强，即 dq 在环心处的电场强度为

$$\mathrm{d}E=\mathrm{d}E_y=-\frac{1}{4\pi\varepsilon_0}\cdot\frac{\sin\theta}{R^2}\cdot\frac{Q}{\pi R}\mathrm{d}l$$

$$E=-\int_L\frac{1}{4\pi\varepsilon_0}\cdot\frac{\sin\theta}{R^2}\cdot\frac{Q}{\pi R}\mathrm{d}l$$

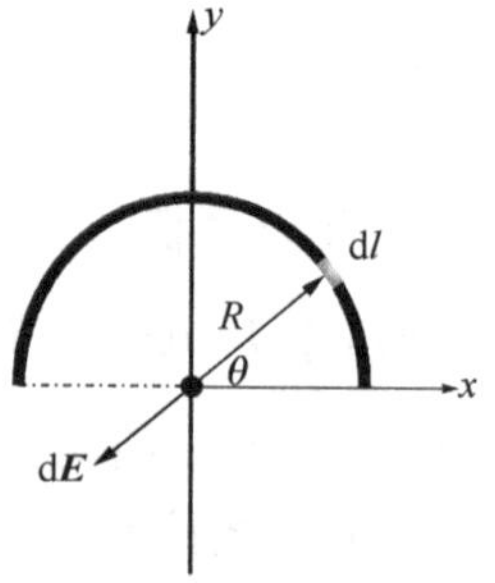

题图 6-5

由几何关系$\mathrm{d}l=R\mathrm{d}\theta$，统一积分变量后，有

$$E=-\int_0^{\pi}\frac{Q}{4\pi^2\varepsilon_0R^2}\sin\theta\mathrm{d}\theta=-\frac{Q}{2\pi^2\varepsilon_0R^2}$$

方向为沿 y 轴负方向.

6-6　两条无限长平行直导线相距为 r_0，均匀带有等量异号电荷，电荷线密度为 λ，求：

(1) 两导线构成的平面上任意一点 P 的电场强度(设该点到其中一条导线的垂直距离为 x，如题图 6-6 所示)；

(2) 每一条导线上单位长度导线受到另一条导线上电荷作用的电场力.

解　(1) 设点 P 在导线构成的平面上，过 P 点分别作与导线同轴的圆筒，圆筒高为 h，$\boldsymbol{E}_+$、$\boldsymbol{E}_-$ 分别表示正、负带电导线在 P 点的电场强度，其方向相同，均为向右(如题图 6-6 所示)，根据高斯定理

$$E_+\cdot 2\pi xh=\frac{h\lambda}{\varepsilon_0}$$

$$E_+=\frac{\lambda}{2\pi\varepsilon_0 x}$$

$$E_-\cdot 2\pi(r_0-x)h=\frac{h\lambda}{\varepsilon_0}$$

$$E_-=\frac{\lambda}{2\pi\varepsilon_0(r_0-x)}$$

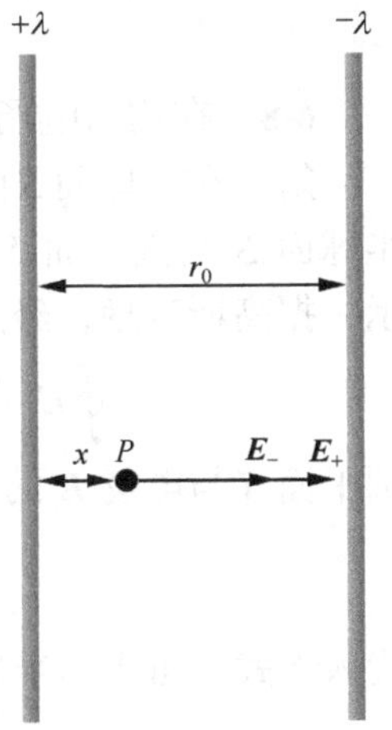

题图 6-6

P 点的场强大小为

$$E=E_++E_-=\frac{\lambda}{2\pi\varepsilon_0}\frac{r_0}{x(r_0-x)}$$

(2) 正、负带电导线在对方所处位置产生的场强大小为

$$E'_-=E'_+=\frac{\lambda}{2\pi\varepsilon_0 r_0}$$

设 $\boldsymbol{F}_+$、$\boldsymbol{F}_-$ 分别表示正、负带电导线单位长度所受的电场力，则有

$$F_+=\lambda E'_-=\frac{\lambda^2}{2\pi\varepsilon_0 r_0}$$，方向垂直指向带负电导线

$$F_-=-\lambda E'_+=-\frac{\lambda^2}{2\pi\varepsilon_0 r_0}$$，方向垂直指向带正电导线

显然有 $\boldsymbol{F}_+=-\boldsymbol{F}_-$，相互作用力大小相等、方向相反，两导线相互吸引.

6-7　如题图 6-7 所示，真空中有两个点电荷相距为 $2R$，带电量分别为 Q 和 $-Q$. 若以负电荷所在处 O 点为中心，以 R 为半径作高斯球面 S，求通过该球面的电通量 Φ_e 以及 a 点和 b 点的场强和电势.

解　通过该球面的电通量 Φ_e 为

$$\Phi_e = \oint \boldsymbol{E} \cdot d\boldsymbol{S} = -\frac{Q}{\varepsilon_0}$$

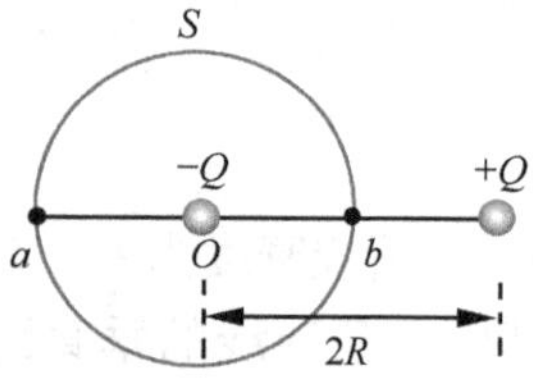

题图 6-7

取 a 指向 b 为正方向，两个点电荷在 a 点的电场方向相反

$$E_a = \frac{Q}{4\pi\varepsilon_0 R^2} - \frac{Q}{4\pi\varepsilon_0 (3R)^2} = \frac{2Q}{9\pi\varepsilon_0 R^2}$$

$$V_a = \frac{-Q}{4\pi\varepsilon_0 R} + \frac{Q}{4\pi\varepsilon_0 3R} = \frac{-Q}{6\pi\varepsilon_0 R}$$

取 a 指向 b 为正方向，两个点电荷在 b 点的电场方向相同

$$E_b = -\frac{Q}{4\pi\varepsilon_0 R^2} - \frac{Q}{4\pi\varepsilon_0 R^2} = \frac{-Q}{2\pi\varepsilon_0 R^2}$$

$$V_b = \frac{-Q}{4\pi\varepsilon_0 R} + \frac{Q}{4\pi\varepsilon_0 R} = 0$$

6-8 在均匀电场 $\boldsymbol{E}$ 中有一个半径为 R 的半球面 S(题图 6-8)，求通过 S 的电通量.

解 在半球面 S 的底部作一个半径为 R 的圆平面 S'，半球面 S 与圆平面 S' 形成一个闭合高斯面，如题图 6-8 所示，据高斯定理，经过该高斯面的电通量为零

$$\oint \boldsymbol{E} \cdot d\boldsymbol{S} = \int_S \boldsymbol{E} \cdot d\boldsymbol{S} + \int_{S'} \boldsymbol{E} \cdot d\boldsymbol{S}' = 0$$

圆平面 $\boldsymbol{S'}$与电场 $\boldsymbol{E}$ 的方向相反，所以

$$\int_{S'} \boldsymbol{E} \cdot d\boldsymbol{S} = -E \cdot \pi R^2$$

代入上式，可求出半球面 S 的电通量

$$\Phi_e = \int_S \boldsymbol{E} \cdot d\boldsymbol{S} = \pi R^2 E$$

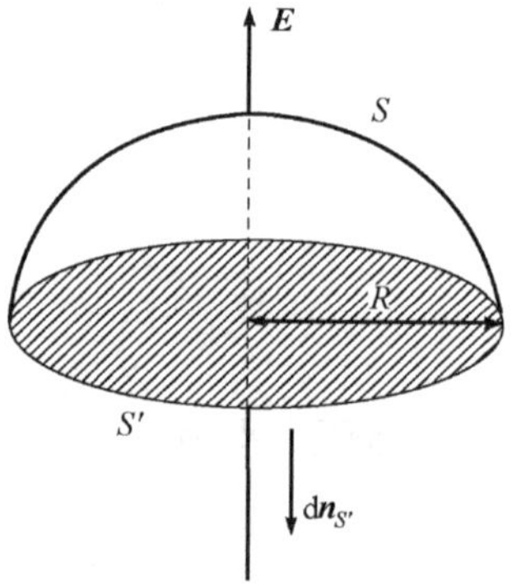

题图 6-8

6-9 边长为 a 的立方体置于非均匀电场中，建立如题图 6-9 所示直角坐标系，已知电场强度为 $\boldsymbol{E} = (E_1 + kx)\boldsymbol{i} + E_2\boldsymbol{j}$，$E_1$、$E_2$ 为常量，求电场对立方体各表面的电通量.

解 如题图 6-9 所示，已知 $\boldsymbol{E}$ 与 xOy 面平行，所以与 xOy 面平行的立方体表面的电通量为零．即

$$\Phi_{OABC} = \Phi_{DEFG} = 0$$

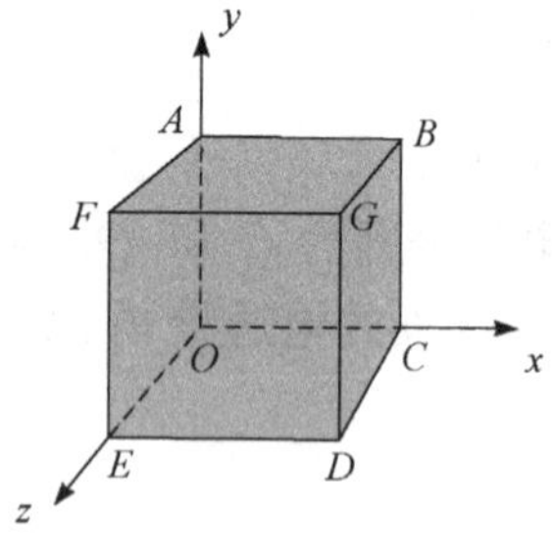

题图 6-9

而其他各面的电通量为

$$\Phi_{ABGF} = \int \boldsymbol{E} \cdot d\boldsymbol{S} = \int [(E_1 + kx)\boldsymbol{i} + E_2\boldsymbol{j}] \cdot (dS\boldsymbol{j}) = E_2 a^2$$

考虑到面 $CDEO$ 与面 $ABGF$ 的外法线方向相反，且该两面的电场分布相同，故有

$$\Phi_{CDEO} = -\Phi_{ABGF} = -E_2 a^2$$

同理

$$\Phi_{AOEF} = \int \boldsymbol{E} \cdot d\boldsymbol{S} = \int (E_1\boldsymbol{i} + E_2\boldsymbol{j}) \cdot (-dS\boldsymbol{i}) = E_1 a^2$$

$$\Phi_{BCDG} = \int \boldsymbol{E} \cdot \mathrm{d}\boldsymbol{S} = \int [(E_1 + ka)\boldsymbol{i} + E_2 \boldsymbol{j}] \cdot (\mathrm{d}S\boldsymbol{i}) = (E_1 + ka)a^2$$

6-10 无限长均匀带电的空心圆柱体，如题图 6-10 所示，内半径为 a，外半径为 b，电荷体密度为 ρ. 求圆柱体内外空间的电场分布.

解 如题图 6-10 所示，以半径为 r、高为 h 的圆柱体为高斯面，圆柱体的上、下底面与电场线平行，没有电通量，只有侧面有电通量，根据高斯定理 $\Phi_e = \oint_S \boldsymbol{E}_2 \cdot \mathrm{d}\boldsymbol{S} = \dfrac{Q}{\varepsilon_0}$ 得

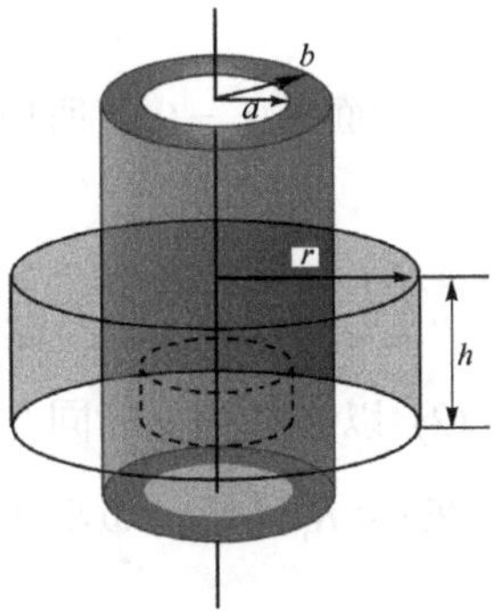

题图 6-10

当 $r < a$ 时， $Q=0$ ，所以 $E_1 = 0$ ；

当 $r > b$ 时， $\Phi_e = \oint_S E_2 \cdot \mathrm{d}S = \dfrac{Q}{\varepsilon_0}$ ；

$$E_2 2\pi rh = \rho\pi(b^2 - a^2)h / \varepsilon_0$$

所以

$$E_2 = \frac{\rho(b^2 - a^2)}{2r\varepsilon_0}$$

6-11 一个半径为 R 的均匀带正电球体，其电荷体密度分布为 $\rho = Ar(r \leqslant R)$ ，$\rho = 0\ (r > R)$ ，A 为大于零的常量. 试求球体内外的场强分布及其方向.

解 在球内取半径为 r、厚为 $\mathrm{d}r$ 的薄球壳，该壳内所包含的电荷为

$$\mathrm{d}q = \rho \mathrm{d}V = Ar \cdot 4\pi r^2 \mathrm{d}r = 4\pi Ar^3 \mathrm{d}r$$

在半径为 r 的球面内包含的总电荷为

$$q = \int \rho \cdot \mathrm{d}V = \int_0^r 4\pi Ar^3 \mathrm{d}r = \pi Ar^4 \qquad (r \leqslant R)$$

以该球壳为高斯面，据高斯定理有

$$E_1 \cdot 4\pi r^2 = \pi Ar^4 / \varepsilon_0$$

得到

$$E_1 = Ar^2 / 4\varepsilon_0, \quad r \leqslant R \text{，方向沿径向向外}$$

在球体外作一半径为 r 的同心高斯球面，据高斯定理有

$$E_2 \cdot 4\pi r^2 = \pi AR^4 / \varepsilon_0$$

得到

$$E_2 = AR^4 / (4r^2\varepsilon_0), \quad r > R \text{，方向沿径向向外}$$

6-12 有两个同心的均匀带电球面，半径分别为 R_1、$R_2(R_1<R_2)$，若大球面的面电荷密度为 σ，且大球面外的电场强度为零，求：

(1) 小球面上的面电荷密度；

(2) 大球面内各点的电场强度.

解 (1) 设小球面上的电荷密度为σ'，在大球面外作同心的球面为高斯面，由高斯定理

$$\oint \boldsymbol{E}\cdot \mathrm{d}\boldsymbol{S}=\frac{q}{\varepsilon_0}=\frac{\sigma 4\pi R_2^2+\sigma' 4\pi R_1^2}{\varepsilon_0}$$

因为大球面外$E=0$，所以$\sigma\cdot 4\pi R_2^2+\sigma'\cdot 4\pi R_1^2=0$，解得

$$\sigma'=-\left(\frac{R_2}{R_1}\right)^2\sigma$$

(2) 以半径为r的同心球面为高斯面，大球面内各点的场强:

在$r<R_1$区域，$\oint E\cdot \mathrm{d}S=0$，所以$E=0$；

在$R_1<r<R_2$区域，$\oint E\cdot \mathrm{d}S=\dfrac{q}{\varepsilon_0}=\dfrac{\sigma'\cdot 4\pi R_1^2}{\varepsilon_0}$，所以

$$E=\frac{\sigma'\cdot 4\pi R_1^2}{4\pi r^2\varepsilon_0}=-\frac{\sigma}{\varepsilon_0}\left(\frac{R_2}{r}\right)^2$$

6-13 长为l的细棒上，每单位长度分布着$\lambda=kx$的正电荷，其中k为常数. 建立如题图 6-13 所示坐标系，若取无限远处电势为零，试求：

(1) y轴上任一点P的电势；

(2) 试用场强与电势的关系求y轴上任一点P沿y轴方向的电场强度E_y.

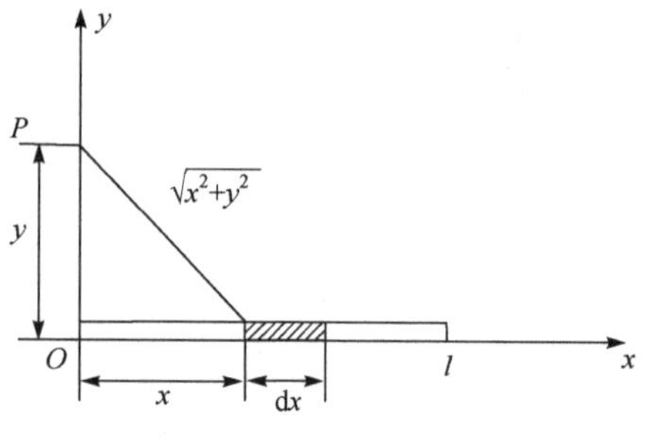

题图 6-13

解 (1) 如题图 6-13 所示，dx段在y轴上任一点P产生的电势为

$$\mathrm{d}V=\frac{1}{4\pi\varepsilon_0}\cdot\frac{kx\mathrm{d}x}{\sqrt{x^2+y^2}}$$

整个棒在P点产生的电势为

$$V=\int \mathrm{d}V=\int_0^l\frac{1}{4\pi\varepsilon_0}\cdot\frac{kx\mathrm{d}x}{\sqrt{x^2+y^2}}=\frac{k}{4\pi\varepsilon_0}\int_0^l\frac{1}{2}\cdot\frac{\mathrm{d}(x^2+y^2)}{\sqrt{x^2+y^2}}$$

$$=\frac{k}{4\pi\varepsilon_0}\left(\sqrt{l^2+y^2}-y\right)$$

(2) 用场强与电势的关系求得

$$E_y=-\frac{\mathrm{d}V}{\mathrm{d}y}=\frac{k}{4\pi\varepsilon_0}\left(1-\frac{y}{\sqrt{l^2+y^2}}\right)$$

6.4 典型习题及解答

1. 选择题

(1) 关于点电荷的概念，下列说法正确的是(　　).

A. 当两个带电体的形状对它们之间相互作用力的影响可忽略时，这两个带电体可看作点电荷

B. 只有体积很小的带电体才能看作点电荷

C. 体积很大的带电体一定不能看作点电荷

D. 对于任何带电球体，总可以把它看作电荷全部集中在球心的点电荷

(2) 下列说法正确的是(　　).

A. 匀强电场中各处场强相等，电势也相等

B. 等势体各点电势相等，场强也相等

C. 沿电场线方向电势一定越来越低

D. 电势降低的方向就是电场线的方向

(3) 下列关于匀强电场中场强和电势差的关系，正确的说法是(　　).

A. 在相同距离上的两点，电势差大的地方其场强也必定大

B. 场强在数值上等于每单位距离上的电势降落

C. 沿着电场线方向，任何相同距离上的电势降落必定相等

D. 电势降低的方向必定是电场强度的方向

(4) 两个相同的金属小球(可视为点电荷)相距为 r，带有同种异量电荷，电荷间相互作用力为 F，若将它们接触后放回原来的位置，这时的相互作用力为 F'，则(　　).

A. F' 一定大于 F　B. F' 可能等于 F　C. F' 一定小于 F　D. 不能确定

(5) 下列说法正确的是(　　).

A. 电场强度为零的点，电势也一定为零

B. 电场强度不为零的点，电势也一定不为零

C. 电势为零的点，电场强度也一定为零

D. 电势在某一区域为常量，则电场强度在该区域内必定为零

答　　案

(1) A；(2) C；(3) C；(4) A；(5) D.

2. 填空题

(1) 真空中两点电荷之间的相互作用力大小与它们的电量乘积成_______比，与它们之间距离的平方成_______比，方向在它们的连线上，同性相斥，异性相吸.

(2) 在自然界中所观察到的电荷均为基本电荷 e 的_______倍. 这也是自然界中的一条基本规律，表明电荷是量子化的.

(3) 点电荷 q 在静电场中运动一周，静电力对它做功为________.

(4) 电势在某一区域内为常量，则电场强度在该区域内必定为________.

(5) 点电荷系电场中任一点处的总场强等于各个点电荷单独存在时在该点产生的场强________和.

(6) 点电荷系中某点电势等于各个点电荷单独存在时产生电势的________和.

(7) 通过电场中某一面的电场线条数叫作通过该面的________________.

(8) 静电场中电场线起自________________，止于________________.

(9) 电荷 q 均匀分布在半径为 R 的球体内，那么离球心为 $r(r<R)$处的电势为________________.

(10) 一球形水滴带有 30pC 的电荷，其表面的电势为 500V(设无穷远处电势为 0)，该水滴的半径为____________.

答　案

(1) 正，反；(2) 整数；(3) 零；(4) 零；(5) 矢量；(6) 代数；(7) 电通量；(8) 正电荷，负电荷；(9) $\dfrac{q(3R^2-r^2)}{8\pi\varepsilon_0 R^3}$；(10) 0.54mm.

3. 计算题

(1) 已知均匀带电细杆 AB 长为 L、总带电量为 Q，如计算题(1)图所示，求延长线上与 B 端距离为 b 的 P 点的场强.

解 取坐标如计算题(1)图所示，在细杆上 x 处取线元 dx，设单位长度细杆的带电量为 λ，可知 $\lambda=Q/L$，则 dx 在 P 点的场强为

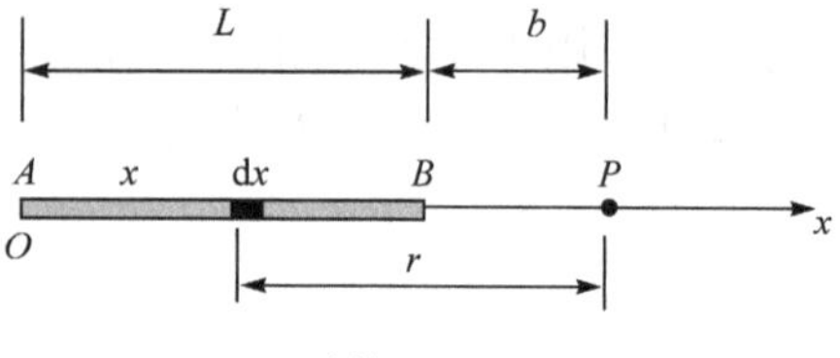

计算题(1)图

$$\mathrm{d}E=\frac{\lambda\mathrm{d}x}{4\pi\varepsilon_0 r^2}=\frac{\lambda}{4\pi\varepsilon_0}\cdot\frac{\mathrm{d}x}{(L+b-x)^2}$$

积分可求细杆 AB 在 P 点的场强为

$$E=\int\mathrm{d}E=\int_0^L\frac{\lambda}{4\pi\varepsilon_0}\cdot\frac{\mathrm{d}x}{(L+b-x)^2}=\frac{Q}{4\pi\varepsilon_0 b(L+b)}$$

场强的方向与电量 Q 的正负有关，如 Q 为正，场强的方向为 x 轴正方向，如 Q 为负，场强的方向为 x 轴负方向.

(2) 匀强电场中有 a、b、c 三点，$\overline{ab}=5\text{cm}$，$\overline{bc}=12\text{cm}$，其中 ab 沿电场方向，bc 和电场方向成 60°角．一个电荷量为 $q=4\times10^{-8}\text{C}$ 的正电荷从 a 移到 b，静电力做功为 $W_1=1.2\times10^{-7}\text{J}$．求：

① 匀强电场的场强；

② 电荷从 b 移到 c，静电力所做的功；

③ a、c 两点间的电势差.

解 ① 设匀强电场的场强为 E，有

$$W_1 = qE \cdot \overline{ab}$$

$$E = \frac{W_1}{q \cdot \overline{ab}} = \frac{1.2\times10^{-7}}{4\times10^{-8}\times5\times10^{-2}} = 60(\mathrm{V\cdot m^{-1}})$$

② 电荷从 b 移到 c，静电力做的功为

$$W_2 = qE \cdot \overline{bc} \cdot \cos 60° = 4\times10^{-8}\times60\times12\times10^{-2}\times0.5 = 1.44\times10^{-7}(\mathrm{J})$$

③ 电荷从 a 移到 c，静电力做的功为

$$W_{ac} = W_1 + W_2$$

则 a、c 两点间的电势差为

$$U_{ac} = \frac{W_{ac}}{q} = \frac{1.2\times10^{-7}+1.44\times10^{-7}}{4\times10^{-8}} = 6.6(\mathrm{V})$$

(3) 一半径为 R 的无限长圆柱形带电体，其电荷体密度为 $\rho=Ar(r\leqslant R)$、$\rho=0(r>R)$，式中 A 为大于零的常量．求：

① 半径为 $r(r\leqslant R)$、高为 h 的同轴圆柱体内包含的电荷量；

② 半径为 $r(r>R)$、高为 h 的圆柱体内包含的电荷量；

③ 场强大小分布．

解　如计算题(3)图所示．

① 作一半径为 $r(r\leqslant R)$、高为 h 的圆柱体，其包含的电荷量

$$q_1 = \int_0^r Ar2\pi rh\mathrm{d}r = \frac{2\pi Ahr^3}{3}$$

② 半径为 $r(r>R)$、高为 h 的圆柱体内包含的电荷量

$$q_2 = \int_0^R Ar2\pi rh\mathrm{d}r = \frac{2\pi AhR^3}{3}$$

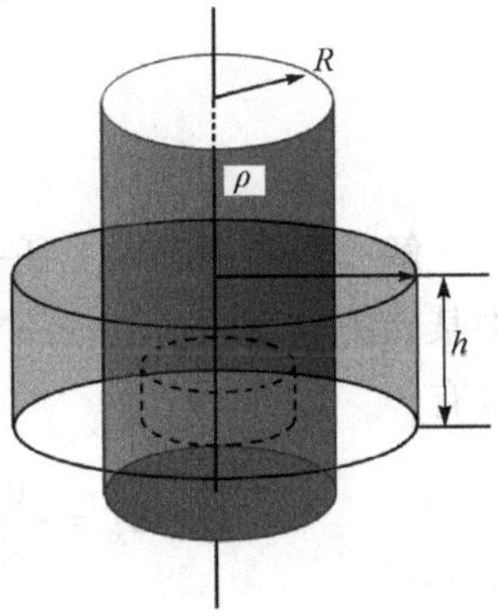

计算题(3)图

③ 取半径为 r、高为 h 的高斯圆柱面，侧曲面上各点场强大小为 E 并垂直于柱面．据高斯定理，穿过该柱面的电通量为

$$r\leqslant R:\ \oint \boldsymbol{E}\cdot\mathrm{d}\boldsymbol{S} = E2\pi rh = \frac{q_1}{\varepsilon_0} = \frac{2\pi Ahr^3}{3\varepsilon_0},\qquad E = \frac{Ar^2}{3\varepsilon_0}$$

$$r>R:\ \oint \boldsymbol{E}\cdot\mathrm{d}\boldsymbol{S} = E2\pi rh = \frac{q_2}{\varepsilon_0} = \frac{2\pi AhR^3}{3\varepsilon_0},\qquad E = \frac{AR^3}{3r\varepsilon_0}$$

(4) 已知两个同心带电球面半径分别为 R_1 和 $R_2(R_1<R_2)$，各自带有电荷 q_1 和 q_2，求：

① 各区域的电势分布；

② 两球面上的电势差．

解　① 由电势的叠加原理计算

$$r \leqslant R_1: \quad V_1 = \frac{q_1}{4\pi\varepsilon_0 R_1} + \frac{q_2}{4\pi\varepsilon_0 R_2}$$

$$R_1 \leqslant r \leqslant R_2: \quad V_2 = \frac{q_1}{4\pi\varepsilon_0 r} + \frac{q_2}{4\pi\varepsilon_0 R_2}$$

$$R_2 \leqslant r: \quad V_3 = \frac{q_1 + q_2}{4\pi\varepsilon_0 r}$$

② 两球面上的电势差为

$$U = V_1 - V_2\big|_{r=R_2} = \frac{q_1}{4\pi\varepsilon_0 R_1} + \frac{q_2}{4\pi\varepsilon_0 R_2} - \left(\frac{q_1}{4\pi\varepsilon_0 R_2} + \frac{q_2}{4\pi\varepsilon_0 R_2}\right) = \frac{q_1}{4\pi\varepsilon_0 R_1} - \frac{q_1}{4\pi\varepsilon_0 R_2}$$

(5) 如计算题(5)图所示，在一均匀带电圆盘中心轴(x 轴)上任一点的电势为

$$V = \frac{\sigma}{2\varepsilon_0}\left(\sqrt{x^2 + R^2} - x\right)$$

试推导圆盘中心轴上任一点场强的表达式.

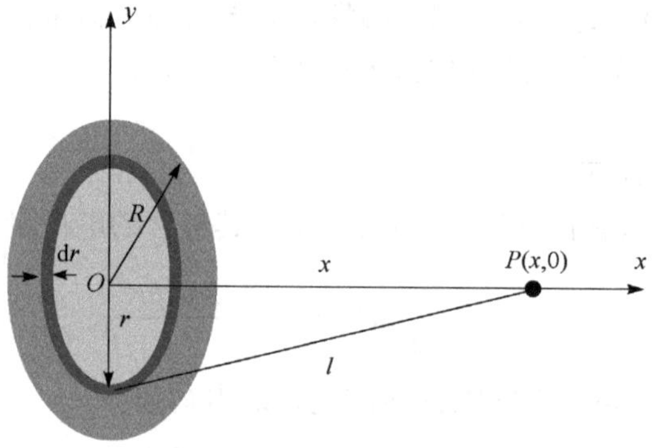

计算题(5)图

解　圆盘中心轴上任一点场强 E 的方向为沿 x 轴，根据电势和场强的关系，即电场中某点的电场强度沿任一方向的分量等于该点的电势沿该方向的电势变化率的负值，所以有

$$E = E_x = -\frac{\mathrm{d}V}{\mathrm{d}x} = -\frac{\sigma}{2\varepsilon_0}\frac{\mathrm{d}}{\mathrm{d}x}\left(\sqrt{x^2 + R^2} - x\right) = -\frac{\sigma}{2\varepsilon_0}\left(1 - \frac{x}{\sqrt{x^2 + R^2}}\right)$$

6.5　自我检测题

(1) 在点电荷 Q 产生的电场中，将两个带正电的试探电荷 q_1、q_2 分别置于 a、b 两点，点电荷所在位置为 O 点，已知距离 $\overline{Oa} < \overline{Ob}$. 取无穷远处为零电势点，若将 q_1、q_2 移动到无穷远的过程中外力克服电场力做的功相等，则下列说法正确的是(　　).

A. a 点电势大于 b 点电势

B. a、b 两点的电场强度相等

C. q_1 的电荷量小于 q_2 的电荷量

D. q_1 在 a 点的电势能小于 q_2 在 b 点的电势能

(2) M、N 是某个点电荷电场中的一条电场线上的两点，M 点靠近场源，在线上 M、N 之间的 O 点由静止释放一个自由的负电荷，它将沿电场线向 N 点运动，下列判断正确的是(　　).

A. 电场线由 N 指向 M，该电荷做加速运动，加速度越来越大

B. 电场线由 N 指向 M，该电荷做加速运动，其加速度大小的变化不能确定

C. 电场线由 M 指向 N，该电荷做加速运动，加速度越来越大

D. 电场线由 N 指向 M，该电荷做加速运动，加速度越来越小

(3) 由电场强度的定义式为 $E=F/q$ 可知(　　).

A. 该定义式只适用于点电荷产生的电场

B. F 是检验电荷所受到的力，q 是产生电场的电荷电量

C. 场强的方向与 F 的方向相同

D. 由该定义式可知，场中某点电荷所受的电场力大小与该点场强的大小成正比

(4) 在坐标原点放一正电荷 Q，它在 P 点($x=1$，$y=0$)产生的电场强度为 E. 另外有一个负电荷 $-2Q$，试问应将它放在什么位置才能使 P 点的电场强度等于零？(　　)

A. x 轴上 $x>1$　　B. x 轴上 $0<x<1$　　C. x 轴上 $x<0$　　D. y 轴上 $y>0$

(5) 下列说法正确的是(　　).

A. 闭合曲面上各点的电场强度都为零时，曲面内一定没有电荷

B. 闭合曲面上各点的电场强度都为零时，曲面内电荷的代数和必定为零

C. 闭合曲面的电通量为零时，曲面上各点的电场强度必定为零

D. 闭合曲面的电通量不为零时，曲面上任意一点的电场强度都不可能为零

(6) 两个点电荷，分别带 $+Q$ 和 $-3Q$ 的电量，相距 90cm，相互作用力的大小为 F，现将它们碰一下后，放在相距 3cm 处，则它们的相互作用力的大小变为(　　).

A. $300F$　　B. $1200F$　　C. $900F$　　D. 无法确定

(7) 在沿着 x 轴正方向的匀强电场 E 中，有一动点 A 以 O 点为圆心、以 r 为半径逆时针转动，θ 为 OA 与 x 轴正方向之间的夹角，则 O、A 两点之间的电势差为(　　).

A. $U_{OA}=Er$　　B. $U_{OA}=Er\sin\theta$　　C. $U_{OA}=Er\cos\theta$　　D. $U_{OA}=Er\tan\theta$

(8) a、b、c 三点都在匀强电场中，已知 $ac\perp bc$，$\angle abc=60°$，$bc=20$cm，把一个电荷量 $q=10^{-5}$C 的正电荷从 a 移到 b，静电力做功为零；从 b 移到 c，静电力做功为 -1.73×10^{-3}J，则该匀强电场的场强大小和方向为(　　).

A. $865\text{V}\cdot\text{m}^{-1}$，垂直于 ac，b 点电势比 c 点高

B. $865\text{V}\cdot\text{m}^{-1}$，垂直于 ac，c 点电势比 b 点高

C. $1000\text{V}\cdot\text{m}^{-1}$，垂直于 ab，b 点电势比 c 点高

D. $1000\text{V}\cdot\text{m}^{-1}$，垂直于 ab，c 点电势比 b 点高

(9) a、b、c 是一条电场线上的三个点，电场线的方向由 a 到 c，a、b 间的距离等于 b、c 间的距离，用 V_a、V_b、V_c 和 E_a、E_b、E_c 分别表示 a、b、c 三点的电势和场强，可以证明(　　).

A. $V_a>V_b>V_c$　　B. $E_a>E_b>E_c$　　C. $V_a-V_b=V_b-V_c$　　D. $E_a=E_b=E_c$

(10) 在某电场区域内的电场线(实线)和等势面(虚线)如自我检测题(10)图所示，由图判断出正确的为(　　).

A. $E_A>E_B>E_C, V_A>V_B>V_C$　　B. $E_A>E_B>E_C, V_A<V_B<V_C$

C. $E_A<E_B<E_C, V_A>V_B>V_C$　　D. $E_A<E_B<E_C, V_A<V_B<V_C$

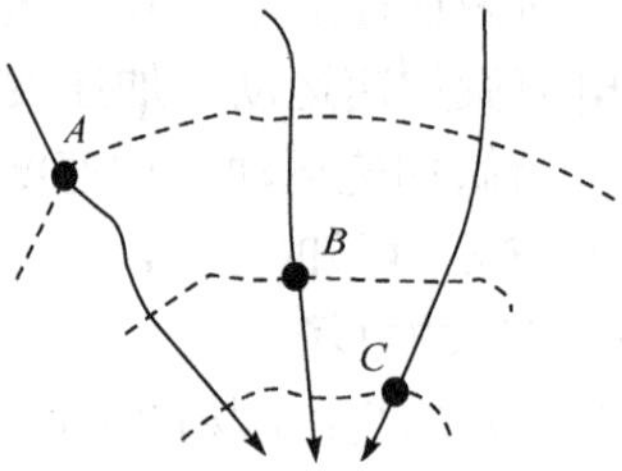

自我检测题(10)图

自我检测题答案 6　　典型例题讲解微课 6

(广西医科大学　彭雯琦)

第 7 章　磁　　场

7.1　基本要求

(1) 掌握：磁感应强度的概念；电流元激发磁场的规律——毕奥-萨伐尔定律和场叠加原理；稳恒磁场的安培环路定理；磁场对运动电荷的作用力——洛伦兹力，以及磁场对电流的作用力——安培力；霍尔效应.

(2) 理解：磁场中的高斯定理；法拉第电磁感应定律；动生电动势和感生电动势；电场与磁场的能量.

(3) 了解：自感和互感；介质中的磁场；楞次定律.

7.2　内容提要

1. 毕奥-萨伐尔定律

$$\mathrm{d}\boldsymbol{B}=\frac{\mu_0}{4\pi}\frac{I\mathrm{d}\boldsymbol{l}\times\boldsymbol{r}_0}{r^2}\text{，}\quad \mu_0=4\pi\times10^{-7}\ \mathrm{T\cdot m\cdot A^{-1}}$$

任意载流导体在 P 点的磁感应强度可以积分求得

$$\boldsymbol{B}=\int\mathrm{d}\boldsymbol{B}=\int\frac{\mu_0}{4\pi}\frac{I\mathrm{d}\boldsymbol{l}\times\boldsymbol{r}_0}{r^2}$$

2. 磁场叠加原理

在若干个电流(或电流元)产生的磁场中，某点的磁感应强度等于每个电流(或电流元)单独存在时在该点所产生的磁感应强度的矢量和，即 $\boldsymbol{B}=\sum\boldsymbol{B}_i$.

3. 几种特殊形状载流导线的磁场

(1) 一段载流直导线的磁感应强度为

$$B=\frac{\mu_0 I}{4\pi r_0}(\cos\theta_1-\cos\theta_2)$$

无限长载流直导线的磁感应强度为

$$B=\frac{\mu_0 I}{2\pi r_0}$$

(2) 载流圆线圈轴线上的磁感应强度为

$$B=\frac{\mu_0}{2}\frac{R^2 I}{(R^2+x^2)^{3/2}}$$

线圈中心处的磁感应强度为

$$B=\frac{\mu_0 I}{2R}$$

(3) 载流直螺线管内部的磁场.

有限长直螺线管内部的磁感应强度为

$$B=\frac{1}{2}\mu_0 nI\left(\cos\beta_2-\cos\beta_1\right)$$

无限长直螺线管内部的磁感应强度为

$$B=\mu_0 nI$$

4. 磁场的高斯定理和安培环路定理

(1) 磁场的高斯定理.

$$\oint_S \boldsymbol{B}\cdot \mathrm{d}\boldsymbol{S}=0$$

(2) 安培环路定理.

$$\oint_L \boldsymbol{B}\cdot \mathrm{d}\boldsymbol{l}=\oint_L B\cos\theta \mathrm{d}l=\mu_0\sum_{i=1}^{n} I_i$$

当电流 I 的方向与回路 L 的方向符合右手螺旋关系时，I 为正，否则为负.

5. 磁场对带电粒子和载流导线的作用

(1) 带电粒子在匀强磁场中的运动.

电荷在磁场中运动时会受到洛伦兹力的作用

$$\boldsymbol{F}=q\boldsymbol{v}\times\boldsymbol{B}$$

当粒子的初速度垂直于磁场时，粒子在垂直于磁场的平面内做圆周运动，运动半径和周期分别为

$$R=\frac{mv}{qB},\quad T=\frac{2\pi R}{v}=\frac{2\pi m}{qB}$$

(2) 安培力.

电流元所受的安培力为

$$\mathrm{d}\boldsymbol{F}=I\mathrm{d}\boldsymbol{l}\times\boldsymbol{B}$$

载流导线所受的安培力大小为

$$F = \int_L \mathrm{d}F = \int_L IB\sin\theta \mathrm{d}l$$

(3) 平面载流线圈在匀强磁场中所受的磁力矩为

$$\boldsymbol{M} = I\boldsymbol{S} \times \boldsymbol{B} = \boldsymbol{m} \times \boldsymbol{B}$$

(4) 霍尔效应.

霍尔电压为

$$U_{\mathrm{H}} = \frac{I}{qnbd} \cdot Bb = \left(\frac{1}{qn}\right) \cdot \frac{IB}{d} = R_{\mathrm{H}} \cdot \frac{IB}{d}$$

6. 有磁介质时的安培环路定理

$$\oint \boldsymbol{H} \cdot \mathrm{d}\boldsymbol{l} = \sum I_0$$

7. 电磁感应的基本定律

(1) 楞次定律：闭合回路中感应电流的方向，总是使得它所产生的磁场阻碍引起感应电流的磁通量的变化.

(2) 法拉第电磁感应定律：$\varepsilon = -\dfrac{\mathrm{d}\Phi_{\mathrm{m}}}{\mathrm{d}t}$，负号反映了感应电动势 ε 的方向.

8. 动生电动势、感生电动势与感生电场

(1) 动生电动势：导体在稳恒磁场中运动时产生的感应电动势.

$$\varepsilon = -\frac{\mathrm{d}\Phi_{\mathrm{m}}(t)}{\mathrm{d}t} = -\frac{\mathrm{d}(Blvt)}{\mathrm{d}t} = -Blv$$

$\varepsilon < 0$，实际动生电动势的方向与设定回路的正方向相反.

(2) 感应电场与感生电动势：由于磁场随时间变化而引起的电场称为感应电场. 它产生的电动势为感生电动势.

$$\varepsilon = \oint_l \boldsymbol{E}_{\mathrm{i}} \cdot \mathrm{d}\boldsymbol{l} = -\int_S \frac{\partial \boldsymbol{B}}{\partial t} \cdot \mathrm{d}\boldsymbol{S}$$

9. 自感和互感

自感系数：$L = \dfrac{N\Phi_{\mathrm{m}}}{I}$.

自感电动势：$\varepsilon_{\mathrm{L}} = -L\dfrac{\mathrm{d}I}{\mathrm{d}t}$.

自感磁能：$W_{\mathrm{m}} = \dfrac{1}{2}LI^2$.

互感系数：$M = \dfrac{\Psi_{21}}{I_1} = \dfrac{\Psi_{12}}{I_2}$.

互感电动势：$\varepsilon_{21}=-M\dfrac{\mathrm{d}I_1}{\mathrm{d}t}$.

10. 磁场的能量

磁场的能量密度：$\mathrm{d}W_\mathrm{m}=w_\mathrm{m}\mathrm{d}V=\dfrac{1}{2}\dfrac{B^2}{\mu_0}\mathrm{d}V$.

磁场的能量：$W_\mathrm{m}=\int_V w_\mathrm{m}\mathrm{d}V=\int_V \dfrac{1}{2}\dfrac{B^2}{\mu_0}\mathrm{d}V$.

7.3 书后习题解答

7-1 如何理解磁场中的高斯定理?

答 磁场的高斯定理指出，无论对于稳恒磁场还是变化磁场，由于磁感应线都是闭合曲线，因此任何一条进入闭合曲面的磁感应线必定会从曲面内部出来，否则这条磁感应线就不会闭合起来了. 如果对于一个闭合曲面，定义向外为法线的正方向，则进入曲面的磁通量为负，出来的磁通量为正，那么就可以得到通过一个闭合曲面的总磁通量为 0.

静电场是有源场，它的电场线不会闭合，所以对一个封闭曲面的通量不一定为 0；而稳恒磁场是无源场，它的磁场线是封闭的，有多少条磁场线穿出曲面，相应就有多少条磁场线穿进曲面，所以磁场对一个封闭曲面的通量恒为 0.

7-2 安培环路定理$\oint_L \boldsymbol{B}\cdot\mathrm{d}\boldsymbol{l}=\mu_0\sum_{i=1}^{n}I_i$ 中的磁感应强度 $\boldsymbol{B}$，是否只是穿过闭合回路内的电流激发的? 它与环路外面的电流有无关系?

答 $\oint_L \boldsymbol{B}\cdot\mathrm{d}\boldsymbol{l}=\mu_0\sum_{i=1}^{n}I_i$ 中闭合曲线上任一点的 $\boldsymbol{B}$ 是由空间所有电流决定的、由闭合曲线内外的电流共同激发的磁场，即 $\boldsymbol{B}$ 是环路内外的电流激发的磁场的叠加. 计算环路积分时，是包括了内外电流磁场的环路积分 $\oint_L \boldsymbol{B}\cdot\mathrm{d}\boldsymbol{l}=\oint_L \boldsymbol{B}_{内}\cdot\mathrm{d}\boldsymbol{l}+\oint_L \boldsymbol{B}_{外}\cdot\mathrm{d}\boldsymbol{l}$，因为在整个环路上外电流磁场的积分等于零，所以$\oint_L \boldsymbol{B}\cdot\mathrm{d}\boldsymbol{l}=\oint_L \boldsymbol{B}_{内}\cdot\mathrm{d}\boldsymbol{l}=\mu_0\sum_{i=1}^{n}I_i$，即 $\boldsymbol{B}$ 的环流仅与闭合曲线内所围的电流有关，与闭合曲线外的电流无关.

7-3 比较静电场与感生电场之间的相同点与不同点.

答 相同点：两种电场对电荷都有作用力，都有能量.

不同点：第一，静电场是无旋场，满足$\oint_L \boldsymbol{E}\cdot\mathrm{d}\boldsymbol{l}=0$，是有势场，其电场线始于正电荷，止于负电荷；而感生电场是有旋电场，其电场线是闭合曲线，满足$\oint_L \boldsymbol{E}_\mathrm{i}\cdot\mathrm{d}\boldsymbol{l}=-\int_S\dfrac{\partial \boldsymbol{B}}{\partial t}\cdot\mathrm{d}\boldsymbol{S}$，只要有磁场的变化，在周围就会产生有旋电场. 第二，静电场为有源场，满足

$\oint_S \boldsymbol{E}\cdot d\boldsymbol{S}=\dfrac{\sum q_i}{\varepsilon}$；而感生电场，其电场线是闭合曲线，满足$\oint_S \boldsymbol{E}\cdot d\boldsymbol{S}=0$.

7-4　有一根无限长的直导线，中部被弯成半圆弧形(如题图 7-4 所示 BCD 部分)且半径长度为 0.10m，求当直导线中通过电流为 2.0A 时，半圆弧中心 O 点的磁感应强度.

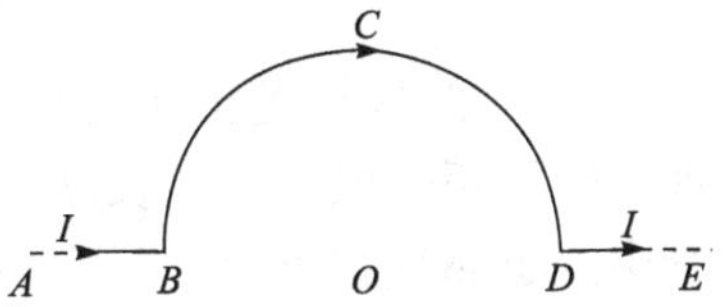

题图 7-4

解　产生的磁场可视为两段半无限长直线电流和一个半径为 a 的半圆环电流产生的磁场的叠加，两段半无限长直线电流在 O 点产生的磁感应强度等于零，半径为 a 的半圆环电流产生的磁场强度为圆环电流的 1/2，所以，圆电流中心处磁感应强度为

$$B=\frac{\mu_0 I}{2R}$$

半圆电流中心处磁感应强度为

$$B=\frac{\mu_0 I}{4R}=6.3\times10^{-6}\ \text{T}$$

7-5　如题图 7-5 所示，半径为 R 的圆弧形导线，圆心角为φ，通有电流为 I，求圆弧电流圆心 O 处的磁感应强度 $\boldsymbol{B}$.

解　在圆弧上取任一电流微元，根据毕奥-萨伐尔定律，在 O 点产生的磁感应强度大小为

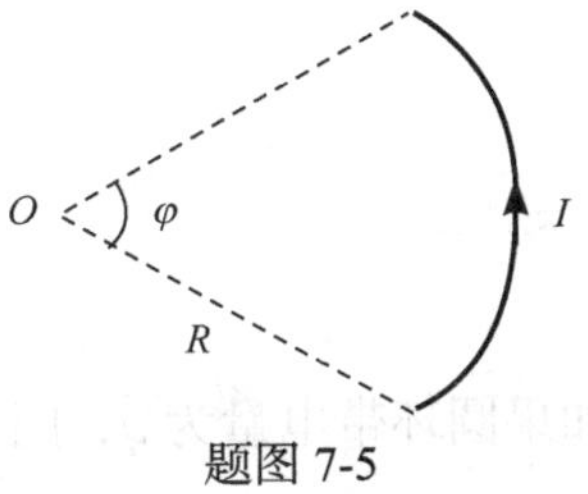

题图 7-5

$$dB=\frac{\mu_0}{4\pi}\frac{Idl\sin 90^\circ}{R^2}=\frac{\mu_0}{4\pi}\frac{Idl}{R^2}$$

根据右手定则分析可知，任一电流微元的磁场方向均为垂直于纸面向外，则弧线电流在 O 点产生的磁感应强度为

$$B=\int_L\frac{\mu_0}{4\pi}\frac{Idl}{R^2}=\frac{\mu_0 I}{4\pi R^2}\int_L dl=\frac{\mu_0 I}{4\pi R^2}\int_0^{\varphi}Rd\varphi=\frac{\mu_0 I\varphi}{4\pi R}$$

7-6　一根无限长细导线载有电流 I，折成如题图 7-6 所示的形状，圆弧部分的半径为 R，求 O 点的磁感应强度 $\boldsymbol{B}$ 的大小和方向.

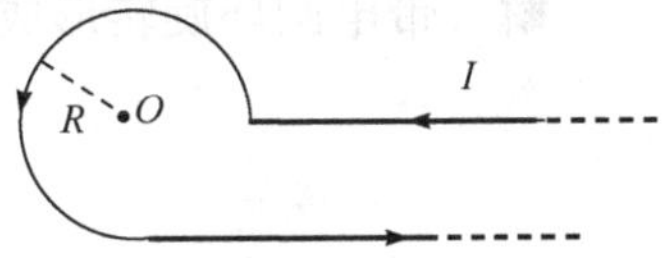

题图 7-6

解　O 点磁场由三段载流导体产生，其中上部的半无限长载流直导线的延长线过 O 点，无磁场，$B_1=0$，所以 O 点处磁场由圆弧和下部的半无限长载流直导线所产生，即

弧线电流在 O 点：$B_2=\dfrac{3}{4}\dfrac{\mu_0 I}{2R}=\dfrac{3\mu_0 I}{8R}$，方向垂直纸面向外

下部的半无限长载流直导线在 O 点：$B=\dfrac{\mu_0 I}{4\pi R}$，方向垂直纸面向外

所以

$$\boldsymbol{B}_O = \boldsymbol{B}_1 + \boldsymbol{B}_2 + \boldsymbol{B}_3$$

$$B_O = 0 + B_2 + B_3 = \frac{3\mu_0 I}{8R} + \frac{\mu_0 I}{4\pi R}，方向垂直纸面向外$$

7-7 两根长度相同的细漆包线分别密绕在半径为 R 和 r 的两个长直圆筒上形成两个螺线管，两个螺线管的长度相同，$R=2r$，两根细漆包线通过的电流相同，为 I，两个螺线管中的磁感应强度之比是多少？

解 在两根通过电流相同的螺线管中，磁感应强度大小与螺线管线圈单位长度的匝数成正比，$B = \mu_0 nI$．总长度为 l，两个线圈单位长度的匝数之比为

$$\frac{n_R}{n_r} = \frac{l/2\pi R}{l/2\pi r} = \frac{r}{R} = \frac{1}{2}$$

$$\frac{B_R}{B_r} = \frac{n_R}{n_r} = \frac{1}{2}$$

7-8 在均匀磁场中有一直电流，当电流沿 x 正方向时受力指向 y 正方向；当电流沿 y 负方向时受力指向 x 正方向. 若电流中电荷的定向运动速度为 $7\times10^{-4}\text{m·s}^{-1}$，单位电荷所受的磁场力为 $2.8\times10^{-4}\,\text{N}$，求磁感应强度的大小和方向.

解 由题意可知，当正电荷速度 $\boldsymbol{v}_1 = v\boldsymbol{i}$ 时，$\boldsymbol{F}_1 = F\boldsymbol{j}$，当正电荷速度 $\boldsymbol{v}_2 = -v\boldsymbol{j}$ 时，$\boldsymbol{F}_2 = F\boldsymbol{i}$，而且 $\boldsymbol{v}_1$ 和 $\boldsymbol{v}_2$ 相互垂直，$|\boldsymbol{F}_1| = |\boldsymbol{F}_2| = F$，可以确定 F 为磁场作用力的最大值，而且 $\boldsymbol{B}$ 的方向沿 $\boldsymbol{F}_1 \times \boldsymbol{v}_1$ 或 $\boldsymbol{F}_2 \times \boldsymbol{v}_2$ 的方向，即 z 轴负向. 根据定义，$\boldsymbol{B}$ 的大小为

$$B = \frac{F_{\max}}{qv}$$

代入数据得

$$B = \frac{2.8\times10^{-4}}{1\times7\times10^{-4}} = 0.4\,(\text{T})$$

7-9 半径为 R 的圆环，以角速度 ω 绕中心轴做匀速转动，如果圆环带电量为 q，问圆心处的磁感应强度为多少？

解 带电圆环旋转形成电流，成为载流圆线圈，其电流强度为

$$I = q\frac{\omega}{2\pi}$$

可得

$$B = \frac{\mu_0 I}{2R} = \frac{\mu_0 q\omega}{4\pi R}$$

7-10 质子和电子以相同的速度垂直飞入磁感应强度为 $\boldsymbol{B}$ 的匀强磁场中，试求质子轨道半径 R_1 与电子轨道半径 R_2 的比值.

解 质子和电子进入磁场中受到洛伦兹力的作用

$$\boldsymbol{F} = q\boldsymbol{v} \times \boldsymbol{B}$$

对于质子

$$F_p = q_p vB = \frac{m_p v^2}{R_1}$$

对于电子

$$F_e = q_e vB = \frac{m_e v^2}{R_2}$$

$$|q_p| = |q_e| = e$$

$$\frac{R_1}{R_2} = \frac{m_p}{m_e}$$

7-11　如题图 7-11 所示，一正离子的电量为 $q=3.2\times10^{-19}$ C，经 $U=5.0\times10^6$V 的高压加速后由小孔 S 射入磁感应强度 $B=0.5$T 的匀强磁场中，沿半圆周运动后打在 P 点，测得 P 点与小孔 S 的距离 $l=0.03$m，试求该离子的质量.

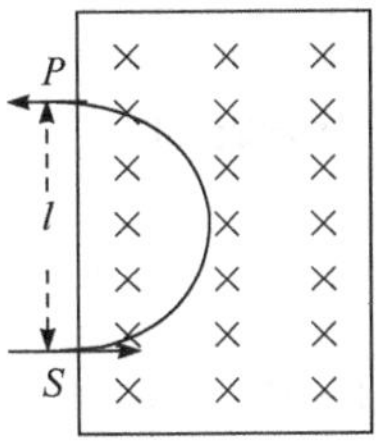

题图 7-11

解　设正离子进入磁场的速度大小为 v，在磁场所受的力只改变它的运动方向，则有

$$Bqv = m\frac{v^2}{R} = 2m\frac{v^2}{l}$$

解得

$$v = \frac{Bql}{2m} \tag{1}$$

正离子进入磁场的动能为

$$qU = \frac{1}{2}mv^2 \tag{2}$$

将式(1)代入式(2)得

$$m = \frac{B^2ql^2}{8U} = \frac{(0.5)^2\times3.2\times10^{-19}\times(0.03)^2}{8\times5.0\times10^6} = 1.8\times10^{-30}\text{(kg)}$$

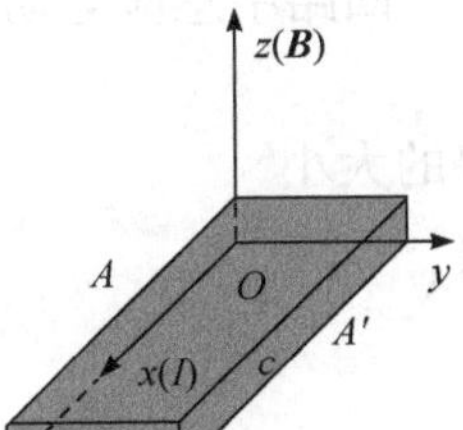

题图 7-12

7-12　如题图 7-12 所示，一块半导体样品的体积为 $a\times b\times c$. 沿 x 方向有电流 I，在 z 方向加有均匀磁场 $\boldsymbol{B}$. 设 $a=0.10$cm，$I=1.0$mA，$B=0.3$T，薄片两侧的电势差 $U_{AA'}=6.55$mV. 求：

(1) 这块半导体是正电荷导电(P 型)还是负电荷导电(N 型)?

(2) 设两个载流子的电荷量为 $q=1.60\times10^{-19}$C，求载流子浓度(即单位体积内参加导电的带电粒子数).

解 (1) 因为 $U_A > U_{A'}$，所以应为 N 型半导体.

(2) 由 $U_H = IB/(nqa)$ 得

$$n = \frac{IB}{qa \cdot U_{A'}} = \frac{1.0\times10^{-3}\times3\times10^{-1}}{1.6\times10^{-19}\times0.1\times10^{-2}\times6.55\times10^{-3}} \approx 2.86\times10^{20}\,(\text{m}^{-3})$$

7-13 已知截面积 10mm^2 的裸铜线允许通过 50A 电流而不会使导线过热. 电流在导线横截面上均匀分布. 求：

(1) 导线内、外磁感应强度的分布；

(2) 导线表面的磁感应强度.

解 (1) 围绕轴线取同心圆环路 L，使其绕向与电流呈右手螺旋关系，根据安培环路定理 $\oint \boldsymbol{B}\cdot \mathrm{d}\boldsymbol{l} = \mu_0 \sum I_i$ 可知

$$\oint_L \boldsymbol{B}\cdot \mathrm{d}\boldsymbol{l} = B\cdot 2\pi r = \mu_0 \sum I_i$$

当 $r<R$ 时

$$\sum I_i = \frac{I}{\pi R^2}\pi r^2 = \frac{Ir^2}{R^2}$$

所以

$$B = \frac{\mu_0 I r}{2\pi R^2}$$

当 $r>R$ 时，$\sum I_i = I$，所以

$$B = \frac{\mu_0 I}{2\pi r}$$

(2) 在导线表面，由题可知：$I = 50\,\text{A}$，$R = \sqrt{\frac{S}{\pi}} \approx 1.78\times10^{-3}\,\text{m}$，则由(1)可得

$$B = \frac{\mu_0 I}{2\pi R} \approx 5.6\times10^{-3}\ \text{T}$$

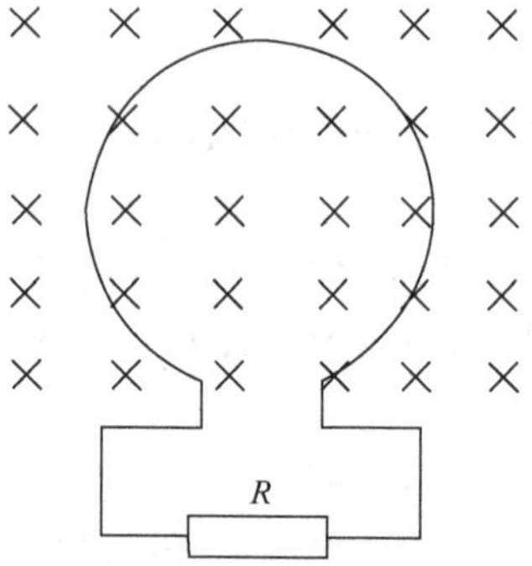

题图 7-14

7-14 如题图 7-14 所示，磁场方向垂直纸面向里，线圈在纸面内. 线圈的磁通量随时间的变化关系为 $\Phi_m=(6t^2+7t+1)\times10^{-3}$ Wb，t 的单位为 s. 试求 $t = 2.0$s 时，回路中感应电动势的大小和方向.

解 根据电磁感应定律得感应电动势的大小

$$\varepsilon_i = \frac{\mathrm{d}\Phi_m}{\mathrm{d}t} = (12t+7)\times10^{-3}\ \text{V}$$

代入数值得

$$\varepsilon_i = (12\times2+7)\times10^{-3} = 3.1\times10^{-2}\ (\text{V})$$

根据楞次定律，线圈中感生电动势的方向为逆时针方向.

7-15 如题图 7-15 所示，一根平行导轨上垂直地放置着一金属杆 AB. 导轨左端连接着 $R=0.9\Omega$ 的电阻. 金属杆 AB 长 $l=10\text{cm}$，电阻 $r=0.1\Omega$，以速度 $v=10\text{m}\cdot\text{s}^{-1}$ 匀速向右运动. 匀强磁场垂直于导轨平面，磁感应强度 $B=1.0\text{T}$. 忽略导轨的电阻. 求：

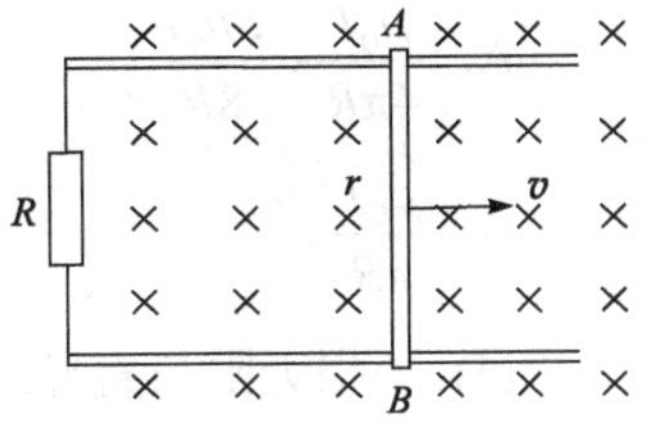

题图 7-15

(1) 动生电动势的大小和方向；

(2) AB 两端的电压 U_{AB}；

(3) 使 1 C 的电子在金属杆 AB 内从 A 移动到 B 的洛伦兹力所做的功.

解 (1)由电磁感应定律，动生电动势的大小为 $\varepsilon=-\dfrac{\mathrm{d}\Phi_{\mathrm{m}}(t)}{\mathrm{d}t}=Blv=1.0\text{V}$，根据楞次定律，方向为 B 点指向 A 点.

(2) $U_{AB}=\varepsilon-ir$，其中 $i=\dfrac{\varepsilon}{R+r}$，代入得 $U_{AB}=0.9\ \text{V}$.

(3) $A=\varepsilon Q=1\,\text{J}$.

7.4 典型习题及解答

1. 选择题

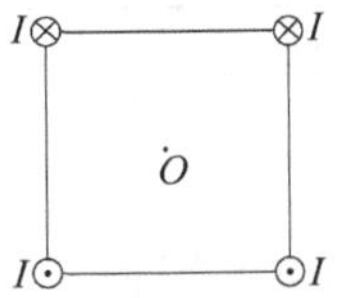

选择题(1)图

(1) 四条平行的载流直导线，电流强度均为 I，如选择题(1)图所示放置，正方形的边长为 $2a$，则正方形中心的磁感应强度 B 为(　　).

A. $\dfrac{2\mu_0 I}{\pi a}$　　B. $\dfrac{2\mu_0 I}{\sqrt{2}\pi a}$

C. 0　　D. $\dfrac{\mu_0 I}{\pi a}$

(2) 在由南向北的匀强磁场中，一个电子垂直地向下通过此磁场时，受到磁场对它的作用力的方向是(　　).

A. 由西指向东　　B. 由北指向南

C. 由下指向上　　D. 由东指向西

(3) 如选择题(3)图所示，两无限长直导线，电流强度均为 I，取闭合回路 L，则环流 $\oint_L \boldsymbol{B}\cdot\mathrm{d}\boldsymbol{l}$ 应为(　　).

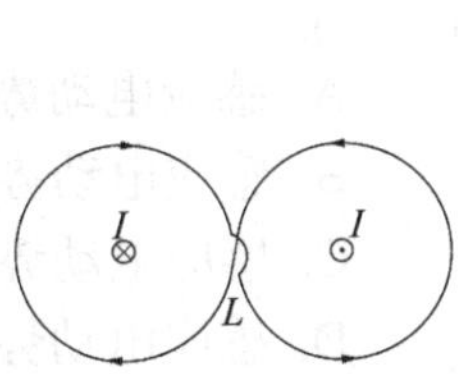

选择题(3)图

A. 0　　B. $2\mu_0 I$

C. $\mu_0 I$　　D. $-2\mu_0 I$

(4) 通有电流为 I 的“无限长”导线弯成如选择题(4)图所示形状，其中半圆段的半径为 R，直线 CA 和 DB 平行地延伸到无限远，则圆心 O 点处的磁感应强度 B 为(　　).

A. $\dfrac{\mu_0 I}{4\pi R}+\dfrac{3\mu_0 I}{8R}$　　B. $\dfrac{\mu_0 I}{2\pi R}+\dfrac{\mu_0 I}{4R}$

C. $\dfrac{\mu_0 I}{\pi R}$　　D. $\dfrac{\mu_0 I}{2\pi R}+\dfrac{\mu_0 I}{\pi R}$

(5) 一根无限长直导线载有电流 I，它旁边有一个与它共面的矩形线圈，尺寸位置如选择题(5)图所示，则穿过线圈的磁通量为(　　).

A. $\dfrac{\mu_0 I}{2\pi a}(b-a)l$　　B. $\dfrac{\mu_0 I}{2\pi b}(b-a)l$

C. $\dfrac{\mu_0 Il}{2\pi}\ln\dfrac{b}{a}$　　D. $\dfrac{\mu_0 I}{2\pi}\ln\dfrac{a-b}{a}$

(6) 如选择题(6)图所示，一根无限长直导线载有电流 I，一个矩形线圈位于导线平面沿垂直于载流导线方向以恒定速率运动，则(　　).

A. 线圈中无感应电流

B. 线圈中感应电流为顺时针方向

C. 线圈中感应电流为逆时针方向

D. 线圈中感应电流方向无法确定

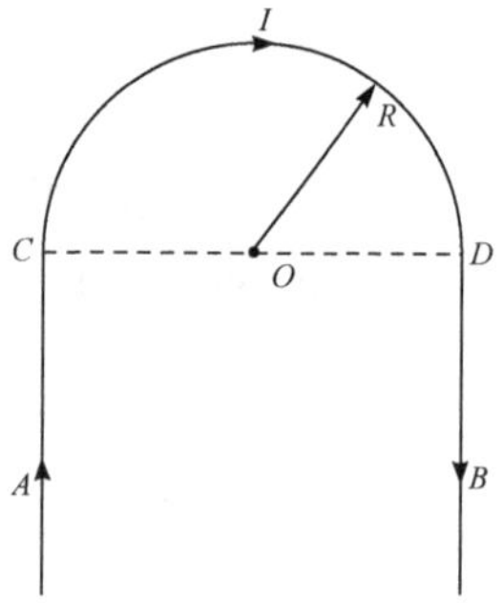

选择题(4)图

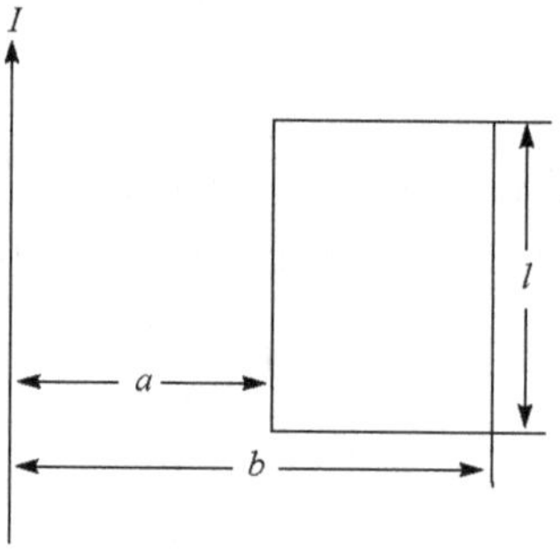

选择题(5)图

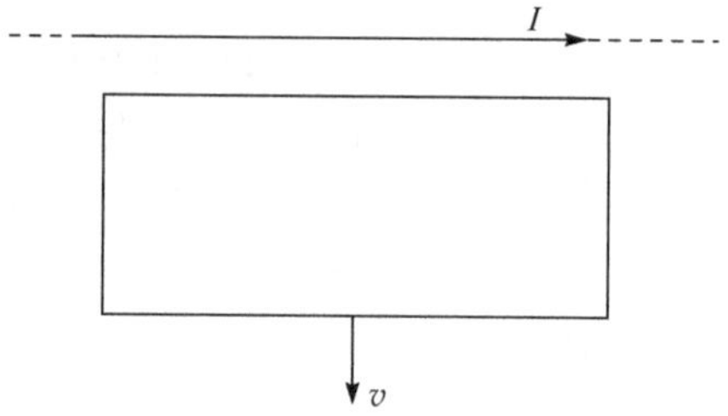

选择题(6)图

(7) 尺寸相同的铁环与铜环所包围的面积中，通以相同变化率的磁通量，则环中(　　).

A. 感应电动势不同，感应电流不同

B. 感应电动势相同，感应电流相同

C. 感应电动势不同，感应电流相同

D. 感应电动势相同，感应电流不同

(8) 若使半径为 4×10^{-3}m 的裸铜线表面的磁感应强度为 7.0×10^{-5}T，则铜线中需要通过的电流为(　　).

A. 0.14A　　B. 1.4A　　C. 2.8A　　D. 14A

(9) 半径为 R 的无限长均匀载流圆柱形导体，其空间各点 B-r 图线应为(　　).

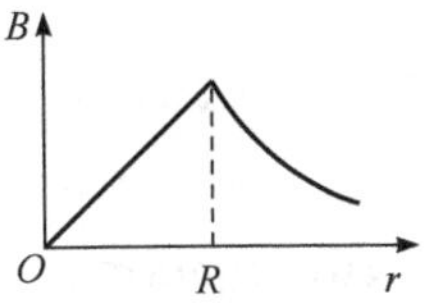

A

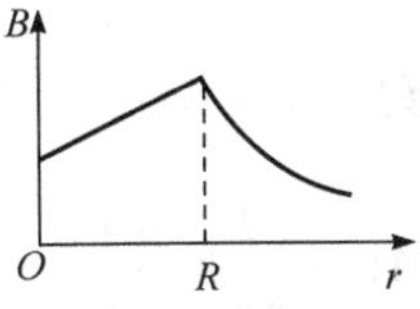

B

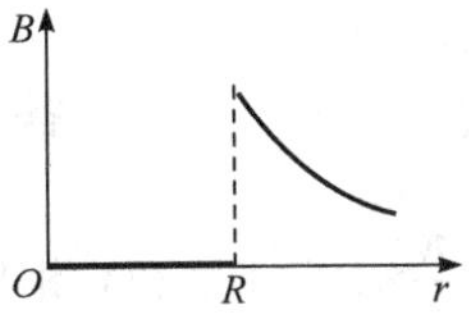

C

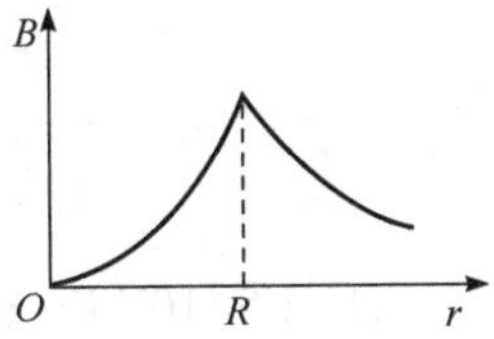

D

(10) 有一半径为R的单匝圆线圈，通以电流I，若将该导线弯成匝数N=2的平面圆线圈，导线长度不变，并通以2倍的电流，则线圈中心的磁感应强度是原来的（　　）.

A. 2倍　　B. 1/2倍　　C. 8倍　　D. 4倍

答　案

(1) D；(2) D；(3) B；(4) B；(5) C；(6) B；(7) D；(8) B；(9) A；(10) C.

2. 填空题

(1) 一根无限长载流直导线的电流强度$I = 0.5\text{A}$，距直导线4.0m处的磁感应强度为________(设导线处于真空中).

(2) 一根载流圆弧导线，半径为1m，弧所对圆心角为$\frac{\pi}{6}$，通过的电流为10A，在圆心处的磁感应强度为________.

(3) 两个平行放置的环形导体，通以电流时彼此互相排斥，则两环形导体中的电流方向________.

(4) 如填空题(4)图所示，有一无限长通电流的扁平铜片，宽度为a，厚度不计，电流I在铜片上均匀分布，在铜片外与铜片共面、离铜片右边缘为b处的P点的磁感应强度B=________.

(5) 半径为R的闭合球面包围一个条形磁铁的一端，此条形磁铁端部的磁感应强度为B，则通过此球面的磁通量为________.

(6) 一个无限长直圆筒，半径为R，表面带有一层均匀电荷，面密度为σ，以匀角速度ω绕轴转动，在圆筒内的磁感应强度大小为________.

(7) 电位移矢量的时间变化率$\mathrm{d}\boldsymbol{D}/\mathrm{d}t$的单位是________.

(8) 如填空题(8)图所示，O点的磁感应强度$\boldsymbol{B}$的大小为________.

(9) 一个长为a、宽为b的矩形线圈置于匀强磁场$\boldsymbol{B}$中，而且$\boldsymbol{B}$的大小随时间变化的规律为$B=B_0\sin\omega t$，线圈平面与磁场垂直，则线圈内感应电动势的大小为________.

(10) 如填空题(10)图所示，长度为l的直导线ab在均匀磁场$\boldsymbol{B}$中以速度$\boldsymbol{v}$移动，直导线ab中的电动势大小为________.

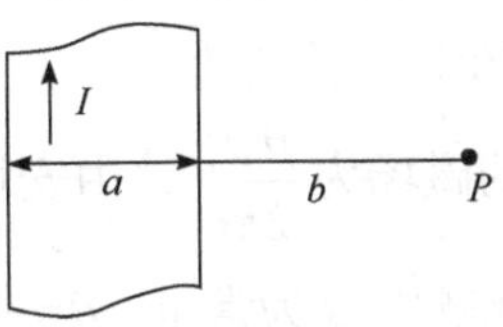

填空题(4)图

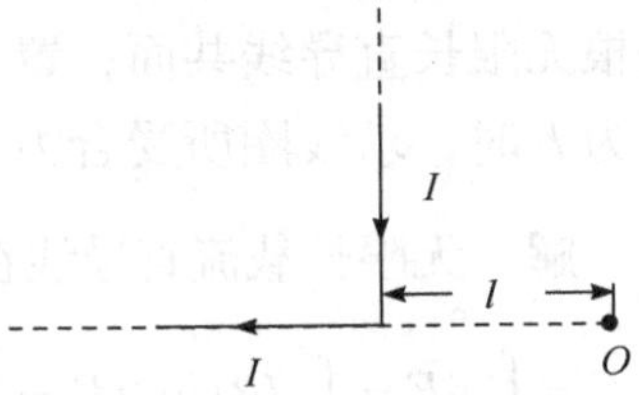

填空题(8)图

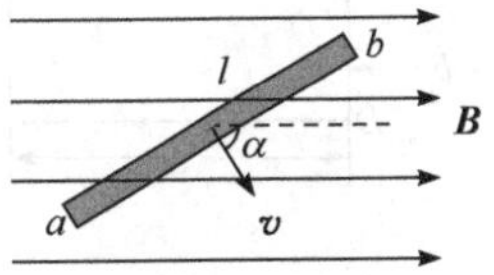

填空题(10)图

答　案

(1) 2.5×10^{-8}T；(2) $\frac{\pi}{6}\times10^{-6}$T；(3) 相反；(4) $\frac{\mu_0 I}{2\pi a}\ln\frac{a+b}{b}$；(5) 0；(6) $\mu_0\omega R\sigma$；(7) $\mathrm{A\cdot m^{-2}}$；(8) $\frac{\mu_0 I}{4\pi l}$；(9) $ab\omega B_0\cos\omega t$；(10) 0 .

3. 计算题

(1) 有一很长的载流导体直圆筒，内半径为 a，外半径为 b，电流强度为 I，电流沿轴向流动，并且均匀分布在管壁的横截面上，空间某点到管轴的垂直距离为 r，求：

① $r<a$；

② $a<r<b$；

③ $r>b$ 等处的磁感应强度.

解　在垂直于轴线的平面内取一点，与轴线的距离为 r，过该点作与载流直圆筒同轴的圆形环路 L，根据磁场中安培环路定理：$\oint_L \boldsymbol{B}\cdot\mathrm{d}\boldsymbol{l}=\oint_L B\cos\theta\mathrm{d}l=\mu_0\sum I_i$，由于电流的对称性，同一环路上各点 $\boldsymbol{B}$ 大小相同，与 $\mathrm{d}l$ 同向，所以有

① $r<a$，$2\pi rB_1=\mu_0\sum I_i=0\Rightarrow B_1=0$；

② $a<r<b$，$2\pi rB_2=\mu_0\sum I_i=\mu_0\frac{I(r^2-a^2)}{b^2-a^2}\Rightarrow B_2=\frac{\mu_0 I(r^2-a^2)}{2\pi r(b^2-a^2)}$；

③ $r>b$，$2\pi rB_3=\mu_0 I\Rightarrow B_3=\frac{\mu_0 I}{2\pi r}$.

(2) 把一个厚为 1.0mm 的铜片放在 B=1.5T 的匀强磁场中，磁场垂直通过铜片，如果铜片载有 200A 的电流，问铜片上、下两侧的霍尔电势有多大？已知铜的电子密度 $n=8.4\times10^{28}\mathrm{m^{-3}}$.

解　由霍尔电势差公式

$$U_{\mathrm{H}}=K\frac{IB}{d}=\frac{1}{ne}\cdot\frac{IB}{d}$$

代入已知数据得

$$U_{\mathrm{H}}=2.2\times10^{-5}\mathrm{V}$$

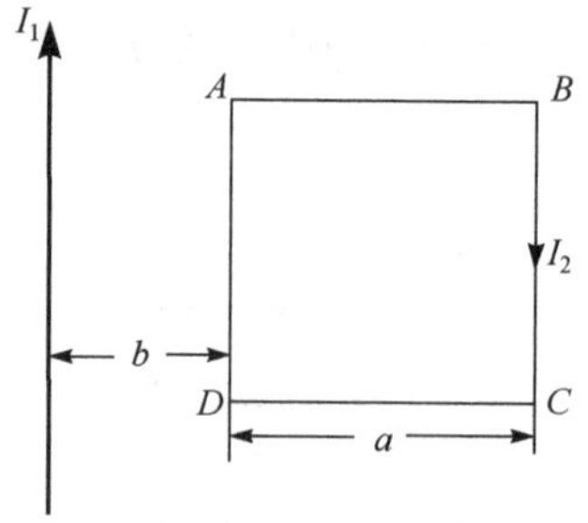

计算题(3)图

(3) 如计算题(3)图所示，一匝边长为 a 的正方形线圈与一根无限长直导线共面，置于真空中. 当两者之间的最近距离为 b 时，求线圈所受合力 $\boldsymbol{F}$ 的大小.

解　无限长载流直导线在空间的磁场为 $\frac{\mu_0 I_1}{2\pi r}$，由安培公式 $F=\int_L\mathrm{d}F=\int_L IB\sin\theta\mathrm{d}l=IBL$，此题中 B 为常量，$\theta=90°$，

AD 段所受的安培力大小为 $\frac{\mu_0 I_1 I_2 a}{2\pi b}$，方向水平向左；$BC$ 段所受的安培力大小为 $\frac{\mu_0 I_1 I_2 a}{2\pi(a+b)}$，方向水平向右；$AB$ 段和 CD 段所受的安培力大小相等、方向相反.

线圈所受的合力为 AD 段受力减去 BC 段受力，大小为 $\frac{\mu_0 I_1 I_2 a^2}{2\pi b(a+b)}$，方向向左.

(4) 如计算题(4)图所示，均匀磁场 $\boldsymbol{B}$ 垂直纸面向里，一根细铜棒 OA 以角速度 $\boldsymbol{\omega}$ 垂直磁场、绕定点 O 点转动，设 $OA=L$，求铜棒的感应电动势的大小和方向.

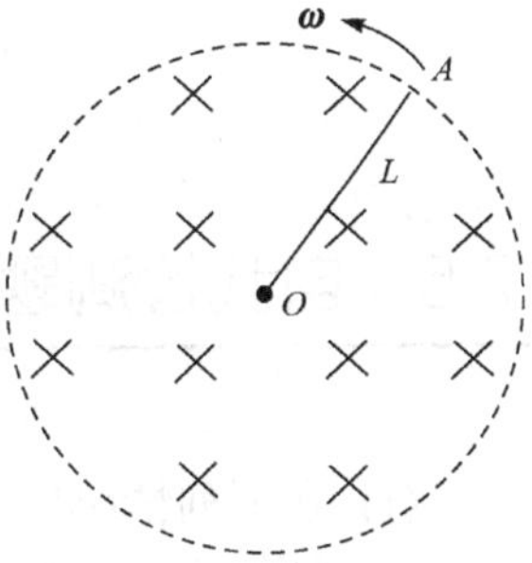

计算题(4)图

解 由 $\mathrm{d}\varepsilon = (\boldsymbol{B}\times\boldsymbol{v})\cdot \mathrm{d}\boldsymbol{l}$，有

$$\varepsilon_{OA} = \int_0^L B\omega r\,\mathrm{d}r = \frac{1}{2}B\omega L^2$$

方向由 A 指向 O，即 O 电势高.

(5) 一根无限长载流直导线与另一载流直导线 AB 互相垂直放置，如计算题(5)图所示，电流强度分别为 I_1 和 I_2，AB 长为 l，A 端和长直导线相距为 a，求导线 AB 所受的作用力.

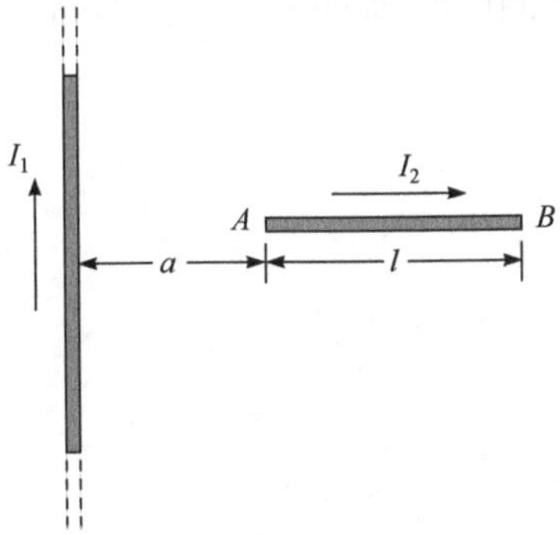

计算题(5)图

解 无限长载流直导线在空间产生的磁场强度为 $B=\frac{\mu_0 I}{2\pi r}$，在直导线 AB 上任取小线元 $\mathrm{d}l$，所受洛伦兹力为 $\mathrm{d}F = IB\sin\theta \mathrm{d}l$，这里 $\theta = 90°$，所以

$$\begin{aligned} F_{AB} &= \int I_2 B\mathrm{d}r = \int_a^{a+l} I_2 \frac{\mu_0 I}{2\pi r}\mathrm{d}r \\ &= \frac{\mu_0 I_1 I_2}{2\pi}\ln\left(\frac{a+l}{a}\right) \\ &= \frac{\mu_0 I_1 I_2}{2\pi}\ln\left(1+\frac{l}{a}\right) \end{aligned}$$

(6) 一个中空、密绕的长直螺线管，直径为 1.0cm，长 10cm，共 1000 匝. 求：当通以 1A 电流时，线圈中储存的磁场能量和磁场能量密度.

解 由教材中例题可知线圈的自感系数为

$$\begin{aligned} L &= \mu_0 n^2 V = \mu_0 N^2 \frac{S}{l} = \mu_0 N^2 \frac{\pi d^2}{4l} \\ &= \frac{\pi\mu_0}{4l}(Nd)^2 = \frac{\pi\times 4\pi\times 10^{-7}}{4\times 0.1}\times(10^3\times 10^{-2})^2 \\ &\approx 9.87\times 10^{-4}(\mathrm{H}) \end{aligned}$$

螺线管中储存的能量为

$$W_{\mathrm{m}}=\frac{1}{2}LI^2=\frac{1}{2}\times 9.87\times 10^{-4}\times 1^2=4.94\times 10^{-4}(\mathrm{J})$$

磁场能量密度为

$$w_{\mathrm{m}}=\frac{W_{\mathrm{m}}}{V}=\frac{W_{\mathrm{m}}\times 4}{\pi d^2 l}=\frac{4.94\times 10^{-4}\times 4}{\pi\times 10^{-4}\times 10^{-1}}=62.9(\mathrm{J\cdot m^{-3}})$$

7.5 自我检测题

(1) 在下列情况中，哪些可用安培环路定理求磁感应强度？(　　)

A. 有限长载流直螺线管

B. 载流螺绕环

C. 有限长载流直导线

D. 圆电流

(2) 如自我检测题(2)图所示，有三个矩形线圈，面积均相同，通过的电流强度也相等，放在同一均匀磁场中，线圈平面都与磁场平行，但各线圈的转轴 OO' 的位置不同，则下列哪个结论正确？(　　)

A. 线圈 1 所受的磁力矩最大

B. 线圈 2 所受的磁力矩最大

C. 线圈 3 所受的磁力矩最大

D. 它们所受的磁力矩一样大

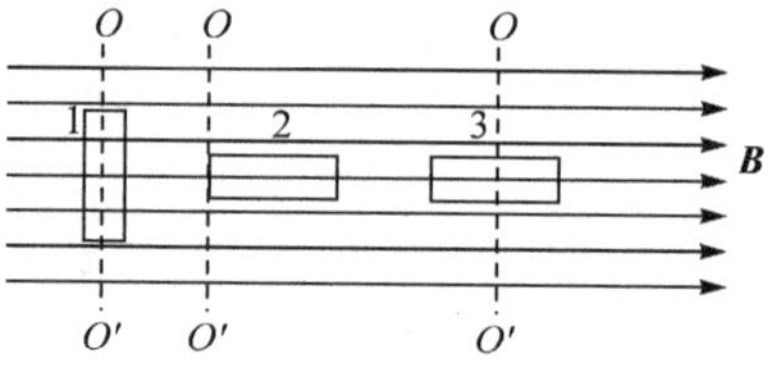

自我检测题(2)图

(3) 一个带电粒子以某一角度射入均匀磁场，$\boldsymbol{v}$ 与 $\boldsymbol{B}$ 的夹角等于 $\pi/2$，则该粒子将做(　　).

A. 匀速直线运动

B. 圆周运动

C. 抛物线运动

D. 螺线运动

(4) 在一个固定的半导体板中通以电流，使该板处于均匀磁场中，$\boldsymbol{B}$ 的方向与板面垂直，则在半导体板上、下两侧出现电势差，这种现象称为(　　).

A. 霍尔效应

B. 趋肤效应

C. 光电效应

D. 电流的磁效应

(5) 在匀强磁场中，有两个平面线圈 A、B，其面积 $S_A=2S_B$，通有电流 $I_A=2I_B$，则它们所受的最大磁力矩之比 M_A/M_B 为(　　).

A. 1　　B. 2

C. 4　　D. 1/4

(6) 两根长直载流导线平行放置在真空中，如自我检测题(6)图所示，流出纸面的电流为 $2I$，流入纸面的电流为 I，两电流均为稳恒电流，则沿图示各条闭合回路的磁感应强度的环流为(　　).

A. $\oint_1 \boldsymbol{B}\cdot \mathrm{d}\boldsymbol{l} = 2\mu_0 I$

B. $\oint_2 \boldsymbol{B}\cdot \mathrm{d}\boldsymbol{l} = \mu_0 I$

C. $\oint_3 \boldsymbol{B}\cdot \mathrm{d}\boldsymbol{l} = \mu_0 I$

D. $\oint_4 \boldsymbol{B}\cdot \mathrm{d}\boldsymbol{l} = -\mu_0 I$

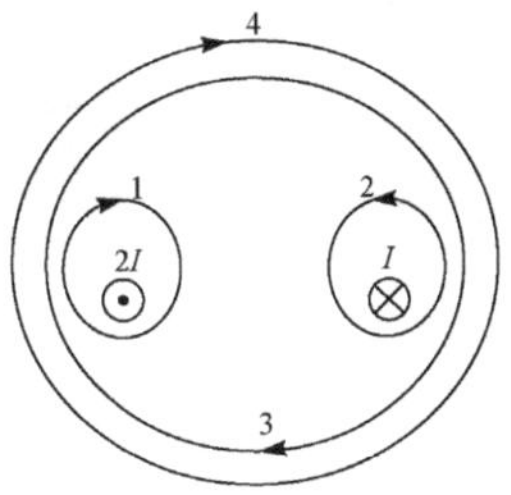

自我检测题(6)图

(7) 在地球北半球的某区域，磁感应强度的大小为 $4\times10^{-5}\,\mathrm{T}$，方向与铅直线成 60°角，则穿过面积为 $1\mathrm{m}^2$ 的水平平面的磁通量为(　　).

A. 0

B. $4\times10^{-5}\,\mathrm{Wb}$

C. $2\times10^{-5}\,\mathrm{Wb}$

D. $3.46\times10^{-5}\,\mathrm{Wb}$

(8) 下列说法正确的是(　　).

A. 闭合回路上各点磁感应强度都为零时，回路内一定没有电流穿过

B. 闭合回路上各点磁感应强度都为零时，回路内穿过电流的代数和必定为零

C. 磁感应强度沿闭合回路的积分为零时，回路上各点的磁感应强度必定为零

D. 磁感应强度沿闭合回路的积分不为零时，回路上任意一点的磁感应强度都不可能为零

(9) 一个电荷为 q 的粒子在均匀磁场中运动，下列哪种说法是正确的？(　　)

A. 只要速度大小相同，粒子所受的洛伦兹力就相同

B. 在速度不变的前提下，若电荷 q 变为 $-q$，则粒子受力反向，数值不变

C. 粒子进入磁场后，其动能和动量都不变

D. 洛伦兹力与速度方向垂直，所以带电粒子运动的轨迹必定是圆

(10) 对于单匝线圈静态自感系数的定义式为 $L=\Phi_m/I$. 当线圈的几何形状、大小及周围磁介质分布不变，且无铁磁性物质时，若线圈中的电流强度变小，则线圈的自感系数 L(　　).

A. 变大，与电流呈反比关系
B. 变小
C. 不变
D. 变大，但与电流不呈反比关系

自我检测题答案 7

典型例题讲解微课 7

(天津医科大学　刘淑静)

第8章 直 流 电

8.1 基本要求

(1) 掌握：恒定电流和电流密度的概念；含源电路欧姆定律、基尔霍夫方程组及其应用.

(2) 理解：电流的功和功率；电动势.

(3) 了解：电容器的充放电特性.

8.2 内容提要

1. 欧姆定律的微分形式

(1) 恒定电流、电流密度.

导体：含有大量载流子的物体.

传导电流：由带电粒子定向运动形成的电流.

运流电流：带电体做机械运动时形成的电流.

电流强度：单位时间内通过导体任一横截面的电荷量，$I=\dfrac{\mathrm{d}q}{\mathrm{d}t}$，简称电流，单位是安培(A).

恒定电流：导体中大小和方向不随时间变化的电流，又称直流电.

电流密度：导体内某点电流密度的大小等于通过该点垂直于电流方向单位面积的电流，$J=\lim\limits_{\Delta S\to 0}\dfrac{\Delta I}{\Delta S_{\perp}}=\dfrac{\mathrm{d}I}{\mathrm{d}S_{\perp}}$，电流密度是矢量，方向与该点的电场强度方向一致.

(2) 欧姆定律的微分形式：$\boldsymbol{J}=\gamma\boldsymbol{E}$，式中$\gamma$为电导率，该式表明了导体中某点处的电流密度$\boldsymbol{J}$与电场强度$\boldsymbol{E}$之间的关系.

(3) 电功和电功率.

电功：电流在一段时间内通过某一电路，电场力所做的功.

电功率：单位时间内电场力推动电荷运动所做的功.

(4) 电动势.

电源：能够提供非静电力的装置.

电源电动势：将单位正电荷从电源负极经过电源内部移到电源正极时，非静电力所做的功.

2. 直流电路

(1) 一段含源电路的欧姆定律.

$$U_{ab}=\sum_{i,j}(\pm I_iR_j)-\sum_{n}(\pm\varepsilon_n)$$

设定沿 a 点到 b 点的方向为规定方向，即沿着所求电势差起点到终点的方向，若电阻 R_j(包括内阻 r)中电流 I_i 的方向与之相同，该电阻两端的电势降落取正值，为 $+I_iR_j$；相反时，电势降落取负值，为 $-I_iR_j$. 将电源电动势从负极沿电源内部指向正极的方向称为电动势的方向，若电动势方向与规定方向相同，该电源电动势取正值，为 $+\varepsilon_n$；相反时，电源电动势取负值，为 $-\varepsilon_n$.

(2) 闭合电路欧姆定律.

$$I=\frac{\sum_{n}(\pm\varepsilon_n)}{\sum_{j}R_j}$$

其中，$\sum_{j}R_j$ 包含电源内阻. 正、负符号规则同一段含源电路的欧姆定律. 适用于无网格的串联闭合电路.

(3) 基尔霍夫定律.

基尔霍夫第一定律：汇于任一节点处电流的代数和等于零，也称为节点电流方程，即

$$\sum_{i}(\pm I_i)=0$$

基尔霍夫第二定律：沿闭合回路绕行一周，回路中的电源电动势的代数和等于回路中所有电阻(包括电源内阻)上电势降落的代数和，又称为回路电压方程，即

$$\sum_{n}(\pm\varepsilon_n)=\sum_{i,j}(\pm I_iR_j)$$

应用该方程时，首先要设定一个绕行方向，然后再确定各段的电势降落. 式中 ε_n 和 I_iR_j 的符号选取规定：对于任意设定的绕行方向，电流方向与其相同时，电势降落为 $+I_iR_j$，相反时，电势降落为 $-I_iR_j$；ε 的方向与其相同时，电势降落为正，相反时，电势降落为负.

3. 电容

(1) 暂态过程：通常电路的电流或电压从零值到某一定值(即对应电路的另一个稳定状态)的变化过程称为暂态过程，它介于两个稳定状态之间.

(2) RC 电路的充电过程.

$$u_C=\varepsilon\left(1-\mathrm{e}^{-\frac{t}{RC}}\right),\qquad i=\frac{\varepsilon}{R}\mathrm{e}^{-\frac{t}{RC}}$$

充电时间常数：$\tau=RC$，是 RC 电路充电时，电容器上的电压从零上升到 ε 的 63%所

经历的时间，或者是充电电流下降到最大值ε/R 的 37%时所经历的时间.

(3) RC 电路的放电过程.

$$u_C = \varepsilon \mathrm{e}^{-\frac{t}{RC}}, \quad i = \frac{\varepsilon}{R}\mathrm{e}^{-\frac{t}{RC}}$$

放电时间常数：$\tau=RC$，是 RC 电路放电时，电容器上的电压从ε下降到ε的 37%所经历的时间，或者是放电电流下降到最大值ε/R 的 37%时所经历的时间.

8.3 书后习题解答

8-1 在导体中要产生传导电流，必须具备哪两个条件?

答 在导体中要产生传导电流的两个条件是：①物体中有可以自由运动的载流子；②物体中存在电场，即物体两端存在电势差.

8-2 神经纤维组织可以近似地看成是细长的圆柱导线，设它的直径为 1×10^{-5}m，电阻率为 2Ω·m，试求一段 3m 长神经纤维组织的电阻.

解 已知直径 $d=1\times10^{-5}\,\mathrm{m}$，$\rho=2\,\Omega\cdot\mathrm{m}$，$l$=3m，有

$$R=\rho\frac{l}{S}=\rho\frac{l}{\frac{\pi}{4}d^2}=2\times\frac{3}{\frac{\pi}{4}\times(1\times10^{-5})^2}\approx8\times10^{10}\ (\Omega)$$

8-3 在直流电疗时，通过人体的电流为 2.0mA. 如果治疗电极的面积为 8.0cm^2，求通过电极的电流密度.

解 根据电流密度的定义有

$$J=\frac{\Delta I}{\Delta S}=\frac{2.0}{8.0}=0.25\ (\mathrm{mA\cdot cm^{-2}})$$

8-4 7A 的电流流过直径为 2mm 的细铜棒，已知铜的电阻率为 $1.7\times10^{-8}\Omega\cdot\mathrm{m}$，铜棒长 2m，求铜棒中某处的电场强度大小.

解 已知直径 $d=2\times10^{-3}\mathrm{m}$，$\rho=1.7\times10^{-8}\Omega\cdot\mathrm{m}$，$l=2\mathrm{m}$，$I=7\mathrm{A}$，根据欧姆定律的微分形式 $\boldsymbol{J}=\frac{\boldsymbol{E}}{\rho}$，有

$$E=\rho J=\rho\frac{I}{S}=\rho\frac{I}{\frac{\pi}{4}d^2}=1.7\times10^{-8}\times\frac{7}{\frac{\pi}{4}\times(2\times10^{-3})^2}\approx4\times10^{-2}\ (\mathrm{V\cdot m^{-1}})$$

8-5 将三条截面积相同、长度相同的圆柱导体串联接在一起，已知其电导率 $\gamma_1>\gamma_2>\gamma_3$，通过电流时，电场强度最大和最小的分别是哪个导体？为什么？

答 由于三条圆柱导体的截面积和长度均相同，通过它们的电流有 $I_1=I_2=I_3$，则有 $J_1=J_2=J_3$，根据 $\boldsymbol{J}=\gamma\boldsymbol{E}$ 及 $\gamma_1>\gamma_2>\gamma_3$，$E_1$ 最小，E_3 最大.

8-6 电源内外同时存在静电场力，电源内外的静电场力有何不同？

答 电源内部的非静电场使正电荷由低电势到高电势，反抗静电场做功，即电源内部的静电场力做负功；在电源外部，静电场使正电荷由高电势到低电势，静电场力做正功.

8-7 在由一个电源和一个电阻组成的闭合回路中，设电源的电动势为 ε，内阻为 r，外电阻为 R，求：

(1) 电源端电压 U 与外电阻 R 的关系；

(2) 断路(即 $R\to\infty$)时的端电压；

(3) 短路(即 $R=0$)时的端电压和电流.

解 (1) 根据闭合电路欧姆定律有

$$I=\frac{\varepsilon}{R+r}$$

端电压

$$U=IR=\frac{\varepsilon R}{R+r}$$

(2) 断路时，$R\to\infty$，端电压

$$U=\frac{\varepsilon R}{R+r}=\varepsilon$$

(3) 短路时，$R=0$，端电压

$$U=\frac{\varepsilon R}{R+r}=0$$

电流

$$I=\frac{\varepsilon}{R+r}=\frac{\varepsilon}{r}$$

8-8 在题图 8-8 所示的电路中，已知 I_1=5A，I_2=3A，I_3=2A，求通过 R_4、R_5、R_6 的电流 I_4、I_5、I_6.

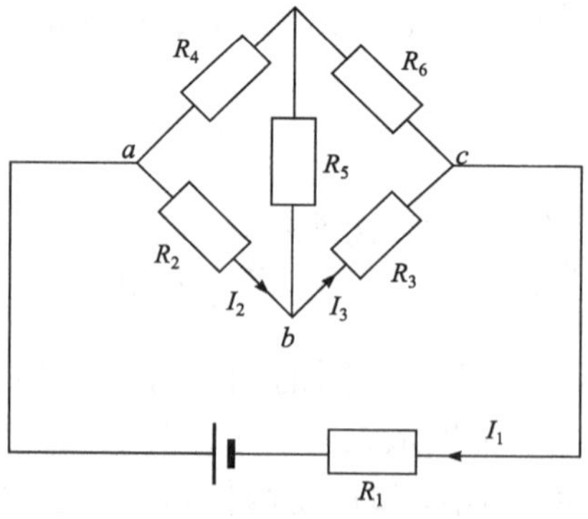

题图 8-8

解　如题图 8-8 所示，取节点 a、b、c，分别列出节点方程

$$I_1 = I_2 + I_4$$

$$I_2 = I_3 + I_5$$

$$I_1 = I_3 + I_6$$

代入数据整理得

$$I_4 = 2\text{A}\ ,\quad I_5 = 1\text{A}\ ,\quad I_6 = 3\text{A}$$

8-9　在题图 8-9 所示的电路中，已知 R_1=1Ω，R_2=2Ω，R_3=2Ω，ε_1=4V，ε_2=1V，求电流 I_1、I_2、I_3 大小.

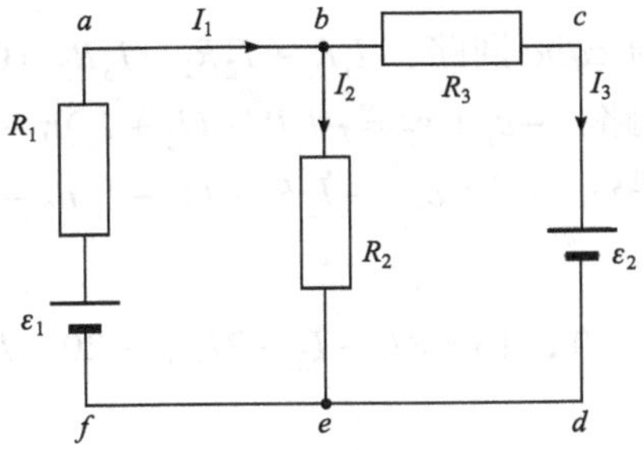

题图 8-9

解　如题图 8-9 所示，取节点 b 列出节点方程

$$I_1 = I_2 + I_3 \tag{1}$$

根据基尔霍夫定律，选定 $abefa$ 和 $bcdeb$ 两个回路，并设定绕行方向为顺时针方向，分别列出回路方程

对 $abefa$ 回路：　$\varepsilon_1 = I_1R_1 + I_2R_2$

对 $bcdeb$ 回路：　$-\varepsilon_2 = I_3R_3 - I_2R_2$

代入数据并整理得

$$4 = I_1 + 2I_2 \tag{2}$$

$$-1 = 2I_3 - 2I_2 \tag{3}$$

将式(1)～(3)联立求解，得

$$I_1 = \frac{7}{4}\text{A}\ ,\quad I_2 = \frac{9}{8}\text{A}\ ,\quad I_3 = \frac{5}{8}\text{A}$$

8-10　在题图 8-10 所示的电路中，已知 ε_1=5.8V，ε_2= 4.5V，ε_3=2.5V，r_1=0.2Ω，r_2=r_3=0.1Ω，R_1=R_2=0.5Ω，R_3=3.0Ω，求：通过 R_1、R_2、R_3 的电流 I_1、I_2、I_3.

解　设通过 R_1、R_2、R_3 的电流分别为 I_1、I_2、I_3，如题图 8-10 所示.

根据基尔霍夫定律选定 $cdbc$、$cbac$ 和 $caedc$ 三个回路，并设定绕行方向为逆时针方向，分别列出回路方程

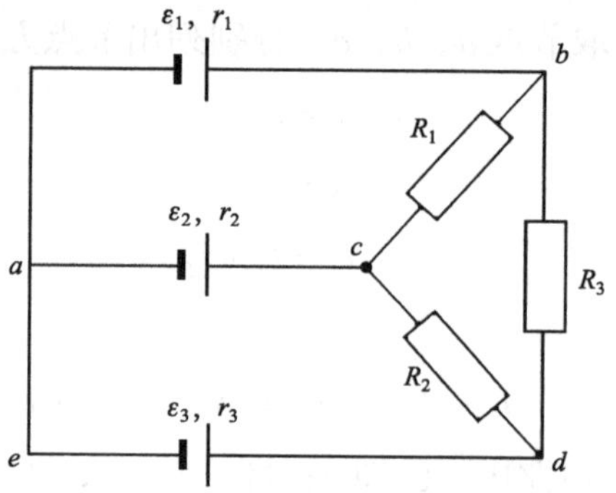

题图 8-10

$$\text{对 } cdbc \text{ 回路：} I_1R_1 + I_2R_2 - I_3R_3 = 0$$

$$\text{对 } cbac \text{ 回路：} -\varepsilon_1 + \varepsilon_2 = -I_1R_1 - (I_1 + I_3)r_1 - (I_1 - I_2)r_2$$

$$\text{对 } caedc \text{ 回路：} -\varepsilon_2 + \varepsilon_3 = -I_2R_2 + (I_1 - I_2)r_2 - (I_2 + I_3)r_3$$

代入数据，整理后得

$$I_1 + I_2 - 6I_3 = 0, \quad 13 = 8I_1 - I_2 + 2I_3, \quad -20 = I_1 - 7I_2 - I_3$$

此三式联立，可解得

$$I_1 = 1.8\text{A}, \ I_2 = 3\text{A}, \ I_3 = 0.8\text{A}$$

均为正值，表明电流方向与假设方向均一致.

8-11 在 RC 电路中，电容器充放电过程遵从什么规律？充放电的快慢取决于什么？

答 在 RC 电路中，电容器充电过程中，电容器两端的电压 u_C 按指数规律上升，充电电流 i 按指数规律下降；电容器放电过程中，电容器两端的电压 u_C 与放电电流 i 均按指数规律下降. 电容器充放电的快慢取决于时间常数 $\tau=RC$，τ 值越大，充放电越慢；τ 值越小，充放电越快.

8-12 题图 8-12 所示的电路中，电容器两端原已充电至 10V，已知 $R_1=R_2=R_4=5\text{k}\Omega$，$R_3=10\text{k}\Omega$，$C=10\mu\text{F}$，当开关 K 闭合后，试问经过多少时间，放电电流下降到 0. 01mA？

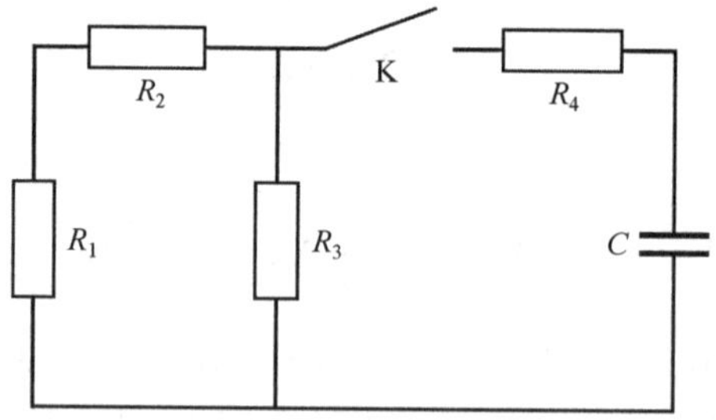

题图 8-12

解 电路简化，R_1 与 R_2 串联后，与 R_3 并联，再与 R_4 串联，电路的总电阻 $R = 10\text{k}\Omega$，放电电流 $i = \dfrac{u_C}{R}\mathrm{e}^{-\frac{t}{RC}}$.

$$t=-RC\ln\frac{i\cdot R}{u_C}=-10\times10^3\times10\times10^{-6}\times\ln\left(\frac{0.01\times10^{-3}\times10\times10^3}{10}\right)\approx0.46\,(\text{s})$$

8-13 如题图 8-13 所示，当电路达到稳态时($t\to\infty$)，求：

(1) 电容器上的电压；

(2) 各支路电流；

(3) 时间常数.

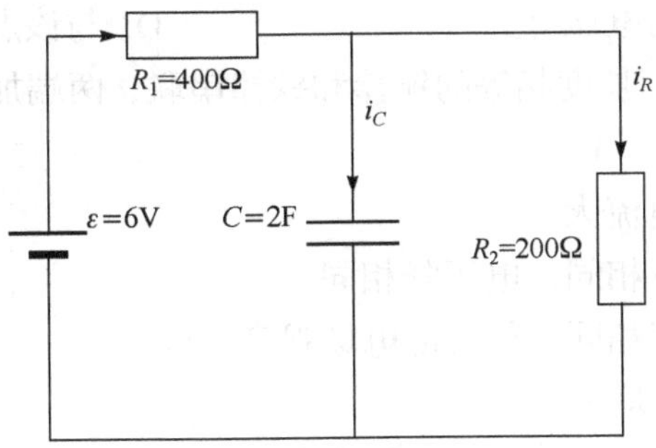

题图 8-13

解 (1) 当电路达到稳态时($t\to\infty$)，$u_C=u_{R_2}$. 由于 $\dfrac{u_{R_1}}{u_{R_2}}=\dfrac{R_1}{R_2}=\dfrac{400}{200}=\dfrac{2}{1}$，所以 $u_C=u_{R_2}=\dfrac{\varepsilon}{3}=\dfrac{6}{3}=2\,(\text{V})$.

(2) 当电路达到稳态时($t\to\infty$)，电容支路的电流 $i=0$，R_1 与 R_2 串联，有

$$i_R=\frac{\varepsilon}{R_1+R_2}=\frac{6}{400+200}=0.01\,(\text{A})$$

(3) 设流经 R_1 的电流为 i，由于

$$\varepsilon=iR_1+i_RR_2\,,\quad \varepsilon=iR_1+u_C\,,\quad i=i_C+i_R\,,\quad i_C=\frac{\mathrm{d}q}{\mathrm{d}t}=C\frac{\mathrm{d}u_C}{\mathrm{d}t}$$

可得

$$\varepsilon=R_CC\frac{\mathrm{d}u_C}{\mathrm{d}t}+\frac{R_1+R_2}{R_2}u_C$$

这个方程的解为

$$u_C=\frac{R_2}{R_1+R_2}\left(\varepsilon-A\mathrm{e}^{-\frac{t}{\frac{R_1R_2}{R_1+R_2}C}}\right)$$

A 是一个由初始条件决定的常数. 所以时间常数

$$\tau=\frac{R_1R_2}{R_1+R_2}C=\frac{400\times200}{400+200}\times2\approx267\,(\text{s})$$

8.4 典型习题及解答

1. 选择题

(1) 导体中任意一点的电流密度(　　).

A. 只与该点的电场强度有关　　B. 只与导体的材料有关

C. 只与导体两端的电压有关　　D. 与该点的电场强度和导体材料有关

(2) 将截面积相等、长度相等的铜棒和铁棒串联，两端加上电压 U. 已知铜的电阻率比铁的电阻率小，则(　　).

A. 铜棒电阻小，电流大

B. 铜棒与铁棒电流相同，电压降相同

C. 两者的电流密度相同，但内部电场强度不同

D. 两者的 I、J、E 均相同

(3) 一根铜导线通以 25A 的电流，则铜导线中的电流密度和电场强度分别为(　　). (铜导线的直径 d=0.254cm，电阻率 $\rho=1.7\times10^{-8}\Omega\cdot$m.)

A. J=0，E=0　　B. J=494A · m^{-2}，E=0

C. J=4.94×10^{6}A · m^{-2}，E= 8.4×10^{-2}V · m^{-1}　　D. J=0，E=494V · m^{-1}

(4) 如选择题(4)图所示的电路，可列出的电流方程和回路方程的数目为(　　).

A. 4 个电流方程和 4 个回路方程

B. 3 个电流方程和 4 个回路方程

C. 4 个电流方程和 3 个回路方程

D. 3 个电流方程和 3 个回路方程

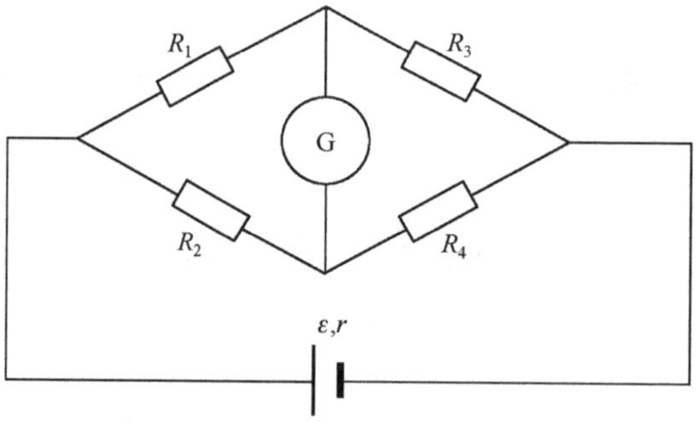

选择题(4)图

(5) 在电阻和电容组成的充电回路中，充电的快慢(　　).

A. 取决于充电电源电压的高低　　B. 只取决于电容量的大小

C. 只取决于电阻值的大小　　D. 取决于电阻值和电容量乘积的大小

答 案

(1) D；(2) C；(3) C；(4) D；(5) D.

2. 填空题

(1) I=6×10^{-3}A 的电流均匀地通过截面积为 S=1×10^{-6}m^2 的导线，则导线上的电流密度 J=_____________________.

(2) 电源的电动势反映了电源内部_________________________做功的本领.

(3) 如填空题(3)图所示电路，U_{ab}=_________________________.

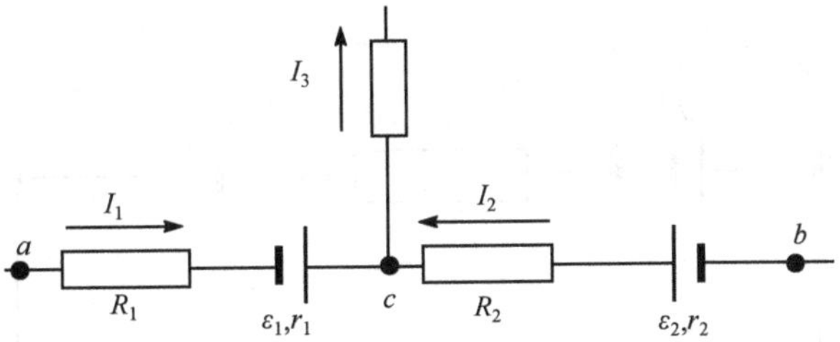

填空题(3)图

(4) 将 R=2kΩ的电阻与 C=100μF 的电容串联，然后接在ε = 100V 的直流电源上，则充电时间常数为____________________.

(5) 容量 C=6μF 的电容器与 R=5Ω的电阻串联，然后接在 12V 的直流电源上，若电源内阻为 1Ω，则充电结束时，电容器 C 上的电压降为____________________.

答 案

(1) 6×10^3A ·m^{-2}; (2) 非静电力; (3) $I_1(R_1+r_1)-I_2(R_2+r_2)-\varepsilon_1+\varepsilon_2$; (4) 0.2s; (5) 12V.

3. 计算题

(1) 如计算题(1)图所示，ε_1=12V，r_1=3Ω，ε_2=8V，r_2=2Ω，ε_3=4V，r_3=1Ω，R_1=3Ω，R_2=2Ω，R_3=5Ω，I_1=0.5A，I_2=0.4A，I_3=0.9A，计算 U_{ab}、U_{cd}、U_{ac} 和 U_{cb}.

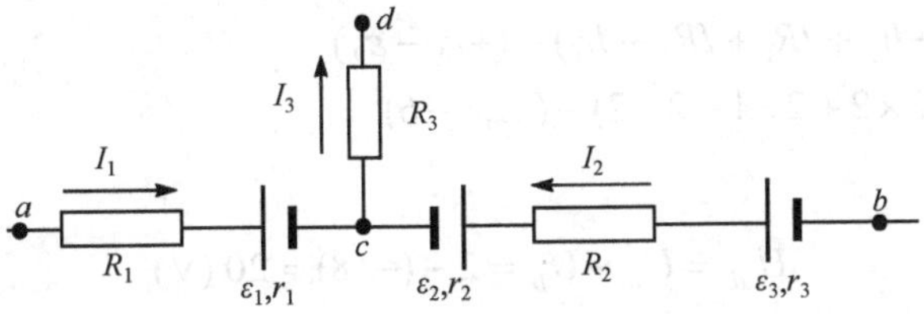

计算题(1)图

解 设定沿 a 点到 b 点的方向为规定方向，沿 c 点到 d 点的方向为规定方向，根据一段含源电路的欧姆定律可得

$$U_{ab}=(+I_1R_1+I_1r_1-I_2r_2-I_2R_2-I_2r_3)-(-\varepsilon_1+\varepsilon_2-\varepsilon_3)$$
$$=(0.5\times3+0.5\times3-0.4\times2-0.4\times2-0.4\times1)-(-12+8-4)$$
$$=9(\text{V})$$

$$U_{cd}=+I_3R_3=0.9\times5=4.5(\text{V})$$

$$U_{ac}=(+I_1R_1+I_1r_1)-(-\varepsilon_1)=(0.5\times3+0.5\times3)-(-12)=15(\text{V})$$

$$U_{cb}=(-I_2r_2-I_2R_2-I_2r_3)-(+\varepsilon_2-\varepsilon_3)=(-0.4\times2-0.4\times2-0.4\times1)-(+8-4)=-6(\text{V})$$

(2) 如计算题(2)图所示，ε_1=24V，r_1=2Ω，ε_2=6V，r_2=1Ω，R_1=2Ω，R_2=1Ω，R_3=3Ω，求：

① 电路中的电流；

② a、b、c 和 d 点的电势；

③ U_{ab}、U_{dc}.

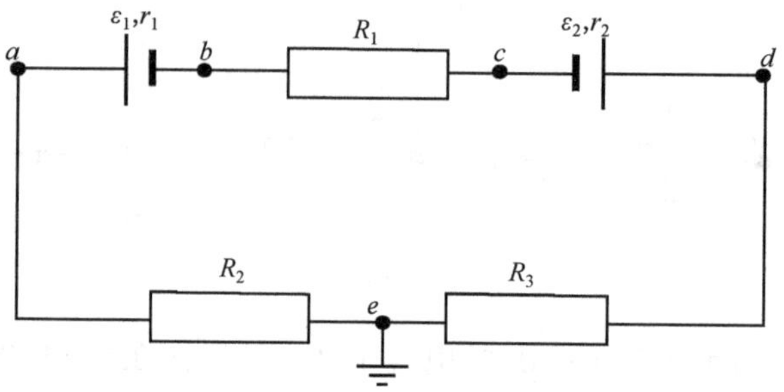

计算题(2)图

解 ① 规定逆时针方向为电流方向与规定方向，根据闭合电路欧姆定律有

$$I=\frac{\varepsilon_1-\varepsilon_2}{R_1+R_2+R_3+r_1+r_2}=\frac{24-6}{2+1+3+2+1}=2\ (\text{A})$$

② e 点接地，U_e=0，规定逆时针方向为电流方向与规定方向，根据一段含源电路的欧姆定律可得

$$U_a=U_{ae}=IR_2=2\times1=2\ (\text{V})$$
$$U_b=U_{be}=(+IR_2+Ir_1)-(+\varepsilon_1)=(2\times1+2\times2)-(+24)=-18\ (\text{V})$$
$$U_c=U_{ce}=(+IR_1+IR_2+Ir_1)-(+\varepsilon_1)=(2\times2+2\times1+2\times2)-(+24)=-14\ (\text{V})$$
$$U_d=U_{de}=(+Ir_2+IR_1+IR_2+Ir_1)-(+\varepsilon_1-\varepsilon_2)$$
$$=(2\times1+2\times2+2\times1+2\times2)-(+24-6)$$
$$=-6\ (\text{V})$$

③
$$U_{ab}=U_a-U_b=2-(-18)=20\ (\text{V})$$
$$U_{dc}=U_d-U_c=-6-(-14)=8\ (\text{V})$$

(3) 如计算题(3)图所示，R_1=5Ω，R_2=1Ω，R_3=10Ω，R_4=4Ω，R_5=3Ω，ε_1=10V，ε_2=2V，r_1= r_2=1，求通过每一条支路的电流.

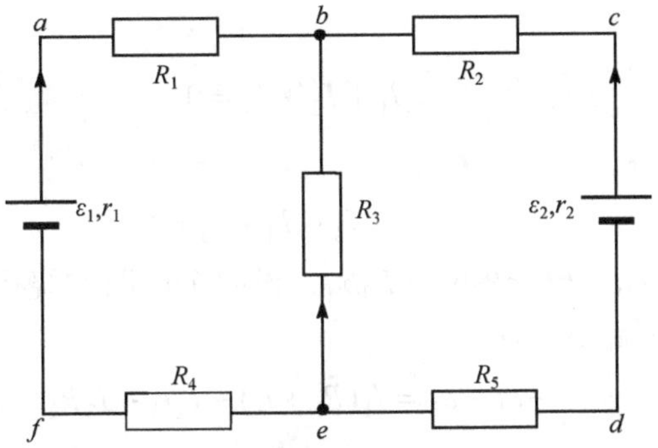

计算题(3)图

解 对节点 b

$$I_1 + I_2 + I_3 = 0 \tag{1}$$

选定两个回路 $abefa$、$bcdeb$，设两个回路的绕行方向均为顺时针方向，分别列出回路方程，对回路 $abefa$：

$$\varepsilon_1 = I_1(R_1 + R_4) + I_1 r_1 - I_3 R_3$$

对回路 $bcdeb$：

$$-\varepsilon_2 = -I_2(R_2 + R_5) - I_2 r_2 + I_3 R_3$$

代入数据并整理得

$$1 = I_1 - I_3 \tag{2}$$

$$-2 = -5I_2 + 10I_3 \tag{3}$$

将式(1)～(3)联立求解，得

$$I_1 = \frac{13}{20}\text{A}，\quad I_2 = -\frac{3}{10}\text{A}，\quad I_3 = -\frac{7}{20}\text{A}$$

I_1 与假设方向均一致，I_2、I_3 与假设方向相反.

(4) 如计算题(4)图所示，ε_1=2.0V，ε_2=4.0V，ε_3=4.0V，ε_4=2.0V，r_1=0.1Ω，r_2=0.2Ω，r_3=1Ω，r_4=0，R_1=1.9Ω，R_2=4.0Ω，R_3=2.0Ω，R_4=1.8Ω. 求各支路中的电流.

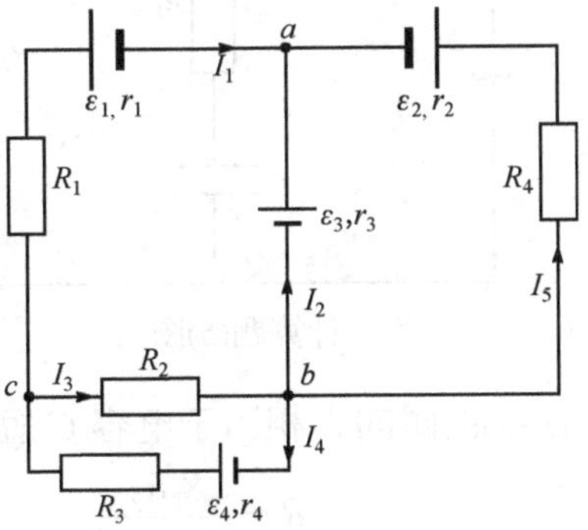

计算题(4)图

解 对节点 a

$$I_1 + I_2 + I_5 = 0 \tag{1}$$

对节点 b

$$-I_2 + I_3 - I_4 - I_5 = 0 \tag{2}$$

选定三个回路 $abca$、bR_3cR_2b、aR_4ba，设两个回路的绕行方向均为顺时针方向，分别列出回路方程，对回路 $abca$：

$$-\varepsilon_1 - \varepsilon_3 = I_1(R_1 + r_1) - I_2 r_3 - I_3 R_2$$

对回路 bR_3cR_2b：

$$\varepsilon_4 = I_3 R_2 + I_4 R_3$$

对回路 aR_4ba：

$$\varepsilon_2 + \varepsilon_3 = I_2 r_3 - I_5(R_4 + r_2)$$

代入数据并整理得

$$-6 = 2I_1 - I_2 - 4I_3 \tag{3}$$

$$1 = 2I_3 + I_4 \tag{4}$$

$$8 = I_2 - 2I_5 \tag{5}$$

联立式(1)～(5)，解得

$$I_1=-0.5\text{A},\quad I_2=3\text{A},\quad I_3=0.5\text{A},\quad I_4=0,\quad I_5=-2.5\text{A}$$

I_2、I_3 方向与假设方向均一致，I_1、I_5 方向与假设方向相反.

(5) 在计算题(5)图所示的电路中，问：

① 在电键 K 按下($t = 0$)的瞬间，电源输出的电流是多少？

② 当电键 K 接通很长时间后($t \to\infty$)，电源输出的电流是多少？

③ 电键 K 接通后，电源输出的电流与时间的关系如何？

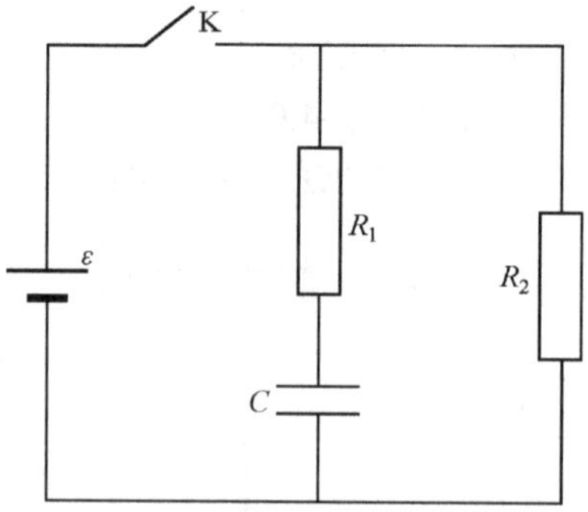

计算题(5)图

解 ① 在电键 K 按下(t=0)的瞬间，相当于电容 C 短路，R_1、R_2 并联，并联电阻为

$$R = \frac{R_1 R_2}{R_1 + R_2}$$

电源输出电流为

$$i_0 = \frac{\varepsilon}{R} = \frac{R_1 + R_2}{R_1 R_2}\varepsilon$$

② 在电键 K 接通很长时间后 ($t \to \infty$) 的瞬间，电容 C 充电结束，相当于电容 C 开路，电源输出电流为

$$I = \frac{\varepsilon}{R_2}$$

③ 电键 K 接通后，电源分两路输出电流，流经 R_1 的电流

$$i_1 = \frac{\varepsilon}{R_1} e^{-\frac{t}{R_1 C}}$$

流经 R_2 的电流

$$i_2 = \frac{\varepsilon}{R_2}$$

可得输出电流与时间的关系为

$$i = i_1 + i_2 = \frac{\varepsilon}{R_1} e^{-\frac{t}{R_1 C}} + \frac{\varepsilon}{R_2}$$

8.5 自我检测题

(1) 两根截面积不同的铜杆串联在一起，两端加有电压 U，则(　　).

A. 通过两杆的电流相同　　B. 通过两杆的电流密度相同

C. 电场强度相同　　D. 以上都不正确

(2) 截面积相同、长度也相同的均匀铜棒和铁棒串联接到直流电路中，以下说法错误的是(　　).

A. 通过铜棒和铁棒的电流相等

B. 通过铜棒和铁棒的电流密度相等

C. 铜棒内的电场强度和铁棒内的电场强度相等

D. 铜棒两端的电压和铁棒两端的电压不相等

(3) 要维持恒定电流，则(　　).

A. 导体必须是均匀的　　B. 导体内部各处的电流强度一定要相同

C. 静电力和非静电力共同作用　　D. 导体内部电场强度不为零，且不随时间改变

(4) 任何回路中，电压表测量电池的端电压的读数 U 与该电池电动势 ε 的关系是(　　).

A. U 永远大于 ε　　B. U 永远等于 ε

C. U 永远小于 ε　　D. 以上答案都不对

(5) 如自我检测题(5)图所示，已知$\varepsilon_1=\varepsilon_2$，$r_1\neq r_2$，为使电压表的读数为零，应调节$R$的值为(　　).

A. r_1+r_2　　B. $\frac{1}{2}(r_1+r_2)$

C. r_1-r_2　　D. r_2-r_1

(6) 一段复杂电路如自我检测题(6)图所示，则U_{ab}为(　　).

A. $-\varepsilon_1+I(2R+r_1)$　　B. $-\varepsilon_1+I(R+r_1)$

C. $\varepsilon_1-I(2R+r_1)$　　D. $\varepsilon_1-I(R+r_1)$

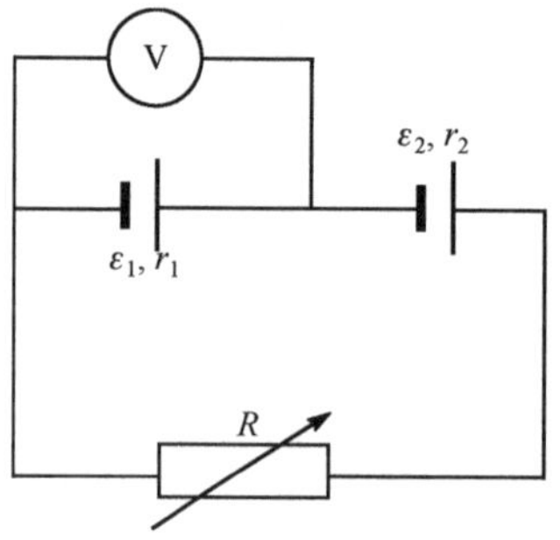

自我检测题(5)图

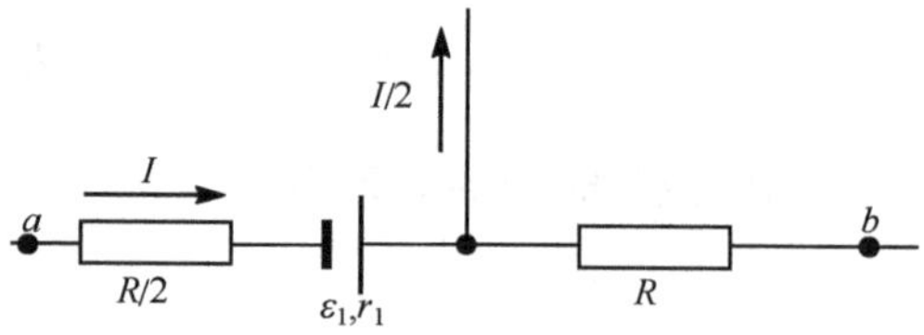

自我检测题(6)图

(7) 在自我检测题(7)图所示电路中，a、b两点的电势差为(　　).

A. −14V　　B. 14V　　C. −18V　　D. 18V

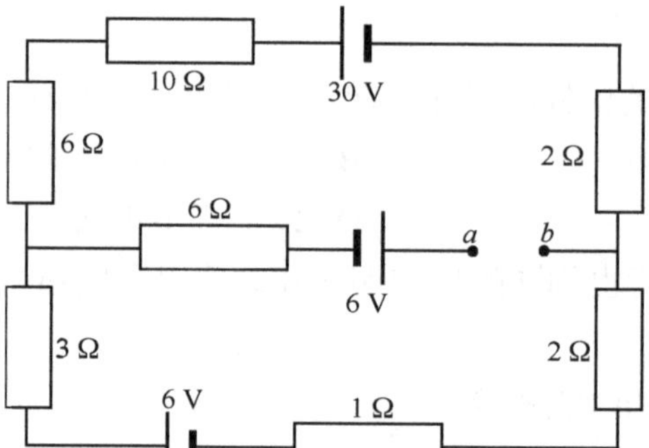

自我检测题(7)图

(8) 将一电阻与一电容器串联后接上一直流电源，则刚接通的瞬间(　　).

A. 电阻两端的电压为零　　B. 电容器两端的电压最大

C. 电容器两端的电荷最多　　D. 电路中的电流最大

(9) 某直流电源电动势为ε,通过R给电容C充电,电容C上充得电压的最大值(　　).

A. 取决于R的大小　　B. 取决于RC的大小

C. 取决于充电时间的长短　　D. 取决于电源电动势ε的大小

(10) 关于时间常数说法错误的是(　　).

A. 电容器充放电的快慢与时间常数有关

B. 时间常数越大，充放电越快

C. 时间常数越大，充放电越慢

D. 时间常数等于 RC

自我检测题答案 8

典型例题讲解微课 8

(宁夏医科大学　李娜)

第9章 几何光学

9.1 基本要求

(1) 掌握：单球面折射成像；共轴球面系统；薄透镜成像规律；薄透镜组合成像；眼屈光不正及其矫正.

(2) 理解：厚透镜；柱面透镜；透镜像差；眼睛成像的光学系统；放大镜；光学显微镜.

(3) 了解：荧光显微镜和电子显微镜.

9.2 内容提要

1. 球面折射

(1) 单球面折射成像公式.

$$\frac{n_1}{u}+\frac{n_2}{v}=\frac{n_2-n_1}{r}$$

符号规则：实物物距 u 和实像像距 v 均取正值；虚物物距 u 和虚像像距 v 均取负值；凸球面对着入射光线，曲率半径 r 为正，反之，凹球面对着入射光线，则曲率半径 r 为负.

(2) 折射球面的焦度、焦点与焦距.

焦度：表示单球面折射光线的本领，$\Phi=\dfrac{n_2-n_1}{r}$，焦度的单位为屈光度 D，$1\text{D}=1\text{m}^{-1}$.

第一焦距：当点光源位于主光轴某点时，若由该点发出的光线经单球面折射后成为平行光线，该点称为该折射球面的第一焦点，即物方焦点，从第一焦点到折射球面顶点的距离称为第一焦距，以 f_1 表示

$$f_1=\frac{n_1}{n_2-n_1}r$$

第二焦距：如果平行于主光轴的近轴光线经单球面折射后成像于主光轴上一点，则该点称为折射球面的第二焦点，即像方焦点，从该点到折射球面顶点的距离称为第二焦距，以 f_2 表示

$$f_2 = \frac{n_2}{n_2 - n_1} r$$

(3) 共轴球面系统成像：采用逐次成像法.

2. 透镜

(1) 薄透镜基础知识.

薄透镜的焦点：平行于主光轴的光线，经薄透镜折射后会聚于(或反向延长线会聚于)主光轴上的一点，该点称为薄透镜的焦点.

薄透镜的焦距：从光心到焦点的距离称为薄透镜的焦距.

(2) 薄透镜成像公式.

$$\frac{1}{u} + \frac{1}{v} = \frac{n - n_0}{n_0}\left(\frac{1}{r_1} - \frac{1}{r_2}\right)$$

若透镜置于空气中

$$\frac{1}{u} + \frac{1}{v} = (n-1)\left(\frac{1}{r_1} - \frac{1}{r_2}\right)$$

式中 u、v、r_1、r_2 的正负号仍然遵循单球面折射中的符号规则，且适用于各种凹、凸薄透镜.

(3) 薄透镜第一焦距 f_1 和第二焦距 f_2.

$$f_1 = f_2 = f = \left[\frac{n - n_0}{n_0}\left(\frac{1}{r_1} - \frac{1}{r_2}\right)\right]^{-1}$$

(4) 薄透镜成像公式的高斯形式.

$$\frac{1}{u} + \frac{1}{v} = \frac{1}{f}$$

(5) 薄透镜的焦度.

通常用透镜焦距 f 的倒数表示薄透镜对光线会聚或发散的本领，称为薄透镜的焦度.

$$\Phi = \frac{1}{f}$$

焦度的单位是屈光度.

(6) 薄透镜组合成像：采用逐次成像法.

(7) 厚透镜.

厚透镜也是包含两个折射球面的共轴球面系统，只是两折射球面顶点之间的距离较大，不能忽略. 厚透镜有三对基点，包括一对焦点、一对主点和一对节点. 厚透镜成像可以采用逐次成像法，也可以采用三对基点来确定.

(8) 柱面透镜.

如果薄透镜的两个折射面不是球面，而是圆柱面的一部分，则这种透镜称为柱面透镜. 主光轴上点光源发出的光束经柱面透镜折射后不能形成一个清晰的点像,而是一条直线段.

(9) 透镜像差.

实际的共轴系统达不到理想共轴系统的性能，由于各种因素的影响，像的形状和颜色与理想情况相比总是有差别，这种差别称为像差.

球面像差：主光轴上点状物体发出的远轴光线和近轴光线经透镜折射后不能会聚于主光轴上同一点，这种现象即为球面像差，简称球差.

色差：透镜对不同波长光的折射率不同，这样点物发出的不同波长的光经过透镜折射后不能成像于一点，这种现象称为色差.

3. 几何光学的应用

(1) 近点、远点和明视距离.

近点：眼睛通过调节能够看清物体的最近位置称为近点.

远点：眼睛在完全不调节时能看清物体的最远位置称为远点.

明视距离：在日常生活中，不易引起眼睛过度疲劳的最适宜的距离约为 25cm，称其为明视距离.

(2) 视角和视力.

视角：从物体两端射入眼中节点(通过该点光线不改变方向)的光线所夹的角度称为视角.

视力：通常用眼睛能分辨的最小视角 $\alpha_{\min}$ 的倒数表示眼睛的分辨本领，称为视力.

(3) 眼屈光不正及其矫正.

近视眼：眼睛不调节时，平行入射的光线经眼折射后会聚于视网膜前面，抵达视网膜时发散成光斑，在视网膜上所成的像模糊不清，这种眼睛称为近视眼. 近视眼矫正的方法是配一副适当焦度的凹透镜戴.

远视眼：眼睛不调节时，平行入射的光线经眼折射后会聚于视网膜之后，这种眼睛称为远视眼. 远视眼矫正的方法是配一副适当焦度的凸透镜戴.

散光眼：由于角膜在各个方向子午面的曲率半径不完全相同，所以进入眼睛不同方位的光线不能同时聚焦在视网膜上，成像模糊不清，这种眼睛称为散光眼. 散光眼矫正的方法是配适当焦度的柱面透镜.

(4) 放大镜.

放大镜的角放大率

$$\alpha = \frac{25}{f}$$

(5) 光学显微镜.

显微镜的放大率等于物镜的线放大率与目镜的角放大率的乘积

$$M = m \times \alpha$$

其中 m 为物镜的线放大率，α 为目镜的角放大率.

显微镜的物镜所能分辨的两点之间的最短距离

$$Z = \frac{0.61\lambda}{n\sin u}$$

9.3 书后习题解答

9-1 将一个在空气中的焦距为f的薄凸透镜(n=1.5)放入水中($n_{水} > n_{空}$)，其焦距如何变化?

答 若薄凸透镜放入水中，由于$n_{水} > n_{空}$，根据薄透镜焦距公式

$$f_1 = f_2 = f = \left[\frac{n - n_0}{n_0}\left(\frac{1}{r_1} - \frac{1}{r_2}\right)\right]^{-1}$$

得到$f_{水} > f_{空}$.

9-2 为什么空气中薄凸透镜焦距为正，薄凹透镜焦距为负?

答 根据薄透镜焦距公式$f_1 = f_2 = f\left[\frac{n - n_0}{n_0}\left(\frac{1}{r_1} - \frac{1}{r_2}\right)\right]^{-1}$，对于凸透镜，$r_1 > 0$，$r_2 < 0$，所以$f > 0$；对于凹透镜，$r_1 < 0$，$r_2 > 0$，所以$f < 0$.

9-3 一条鱼在水面下 1m 处，水的折射率$n = 1.33$，若在鱼的正上方观察，其像的位置在哪里?

解 由单球面成像公式

$$\frac{n_1}{u} + \frac{n_2}{v} = \frac{n_2 - n_1}{r}$$

代入已知数据

$$u = 1\,\text{m}，\quad n_1 = 1.33，\quad n_2 = 1，\quad r = \infty$$

得

$$\frac{1.33}{1} + \frac{1}{v} = 0$$

所以$v \approx -0.752\text{m}$，像为虚像，位置在水面下 0.752m 处.

9-4 直径为 $2R$ 的长玻璃棒置于空气中(假设空气的折射率为 1)，其一端是半径为 R 的半球面，玻璃的折射率为 1.5，求：

(1) 该球面的两个焦距；

(2) 一个物体分别放在棒轴线上距球面顶点为无穷远、$2R$、R 处时，像的位置分别在何处.

解 此问题中$n_1 = 1$，$n_2 = 1.5$，$r = R$.

(1) 由单球面焦距公式

$$f_1 = \frac{n_1}{n_2 - n_1} r, \quad f_2 = \frac{n_2}{n_2 - n_1} r$$

代入已知数据可得

$$f_1 = 2R, \quad f_2 = 3R$$

(2) 当$u = \infty$时，由单球面成像公式

$$\frac{n_1}{u} + \frac{n_2}{v} = \frac{n_2 - n_1}{r}$$

代入已知数据得

$$v = 3R$$

在玻璃棒中距球面顶点 3R 处成实像.

当 $u = 2R$ 时，代入已知数据得

$$v = \infty$$

在无穷远处成实像.

当 $u = R$ 时，代入已知数据得

$$v = -3R$$

在空气中距球面顶点 3R 处成虚像.

9-5 某种液体(n=1.3)和玻璃(n=1.5)的分界面为球面. 在液体中有一个物体放在球面的轴线上距离球面 39cm，并在球面前 30cm 处成一虚像. 求球面的曲率半径，并指出哪一种介质处于球面的凹侧.

解 由单球面成像公式

$$\frac{n_1}{u} + \frac{n_2}{v} = \frac{n_2 - n_1}{r}$$

已知 $n_1 = 1.3$ ，$n_2 = 1.5$ ，$u = 39\text{cm}$ ，$v = -30\text{cm}$ ，代入公式得

$$r = -12\text{cm}$$

所以液体处于球面的凹侧.

9-6 凸透镜 L_1 和凹透镜 L_2 的焦距分别为 20cm 和 40cm，L_2 在 L_1 右侧 40cm 处. 在 L_1 左边主光轴上 30cm 处放置某物体，求物体经过该薄透镜组合后所成的像.

解 L_1 成像：u_1=30cm，f_1=20cm，由薄透镜高斯公式

$$\frac{1}{u} + \frac{1}{v} = \frac{1}{f}$$

得

$$\frac{1}{30} + \frac{1}{v_1} = \frac{1}{20}$$

解得

$$v_1 = 60\text{cm}$$

L_2成像：$u_2 = -(v_1 - 40\text{cm}) = -20\text{cm}$，$f_2$=−40cm，由薄透镜高斯公式

$$\frac{1}{u}+\frac{1}{v}=\frac{1}{f}$$

代入数据有

$$\frac{1}{-20}+\frac{1}{v_2}=\frac{1}{-40}$$

所以 v_2=40cm，成实像.

9-7　由一个凸透镜和一个凹透镜组成的薄透镜组合中，凸透镜和凹透镜的焦距都为10cm，凹透镜在凸透镜右侧，两者相距 5cm. 一个物体最后成像在凸透镜左侧 15cm 处，求此物体放在凸透镜左侧的位置.

解　设凸透镜 f=10cm，物距、像距分别为 u_1、v_1；凹透镜 f_2=−10cm，物距、像距分别为 u_2、v_2；两透镜间距 d=5cm. 由题意可知，凹透镜最后成像于 $v_2 = -15 - 5 = -20(\text{cm})$，为虚像.

由薄透镜成像公式

$$\frac{1}{u_2}+\frac{1}{v_2}=\frac{1}{f_2}$$

代入数据

$$\frac{1}{u_2}+\frac{1}{-20}=\frac{1}{-10}$$

得

$$u_2 = -20\text{cm}$$

由于凹透镜的物即凸透镜的像，则 $u_2 = -(v_1 - d)$，代入数据

$$-20 = -(v_1 - 5)$$

解得

$$v_1 = 25\text{cm}$$

对于凸透镜，利用公式

$$\frac{1}{u_1}+\frac{1}{v_1}=\frac{1}{f_1}$$

$$\frac{1}{u_1}+\frac{1}{25}=\frac{1}{10}$$

解得 $u_1 \approx 16.7\text{cm}$，即物体应放在凸透镜左侧 16.7cm 处.

9-8　一位近视眼患者的远点在眼前 1m 处，如今要使他在眼不调节时能看清远方的物体，问应配多少度的凹透镜？

解　由薄透镜成像公式

$$\frac{1}{u}+\frac{1}{v}=\frac{1}{f}$$

代入数据$u=\infty$，$v=-1\text{m}$，即

$$\frac{1}{\infty}+\frac{1}{-1}=\frac{1}{f}$$

得

$$f=-1\text{m}$$

由$\Phi=\frac{1}{f}$得出屈光度$\Phi=-1\text{D}=-100$度，此近视眼患者应配100度的凹透镜.

9-9 一位远视眼患者戴2D的眼镜看书时须把书拿到眼前40cm处，问此人应配何种度数的眼镜才适合？

解 由薄透镜成像公式

$$\frac{1}{u_1}+\frac{1}{v_1}=\frac{1}{f_1}$$

代入焦距$f_1=0.5\text{m}$，物距u_1=40cm=0.4m，有

$$\frac{1}{0.4}+\frac{1}{v_1}=\frac{1}{0.5}$$

所以

$$v_1=-2\text{m}$$

正常情况下，书本应放在眼前0.25 m处，但对于远视眼患者须成像在远视眼前2m处才能看得清楚，这时透镜的焦度$\Phi=\frac{1}{f}=\frac{1}{0.25}-\frac{1}{2}=3.5(\text{D})=350$(度). 所以此远视眼患者应配350度的凸透镜戴.

9-10 明视距离处人眼可分辨的最短距离是0.1mm，今欲观察0.25μm的细胞细节，问：

(1) 所用显微镜的总放大倍数为多少？

(2) 此显微镜的数值孔径为多少？(设所用光波波长为600nm.)

解 (1) $M=\frac{0.1}{0.25\times10^{-3}}=0.4\times10^3=400$(倍).

(2) 根据$Z=\frac{0.61\lambda}{n\sin u}$，有

$$n\sin u=\frac{0.61\lambda}{Z}=\frac{0.61\times600\times10^{-9}}{0.25\times10^{-6}}\approx1.46$$

此显微镜的数值孔径为1.46.

9-11 显微镜目镜的焦距为2.5cm，物镜焦距为1.6cm，物镜与目镜相距22.1cm，最后成像于无穷远处，问：

(1) 标本应放于物镜前什么位置？

(2) 物镜的线放大率是多少?

(3) 显微镜的总放大倍数是多少?

解　(1) 根据 $\frac{1}{u_2}+\frac{1}{v_2}=\frac{1}{f_2}$，对于目镜

$$\frac{1}{u_2}+\frac{1}{\infty}=\frac{1}{2.5}$$

得

$$u_2=2.5\text{cm}$$

对于物镜

$$\frac{1}{u_1}+\frac{1}{22.1-2.5}=\frac{1}{1.6}$$

得

$$u_1\approx 1.74\text{cm}$$

(2) $m=\frac{v_1}{u_1}=\frac{22.1-2.5}{1.74}\approx 11$(倍).

(3) $M=m\times\alpha=11\times\frac{25}{2.5}=110$(倍).

9.4　典型习题及解答

1. 选择题

(1) 单球面折射成像公式的适用条件是(　　).

A. 平行光入射　　B. 近轴光线入射　　C. $n_2>n_1$　　D. $n_1>n_2$

(2) 半径为 R 的圆球形透明体，能将无穷远处射来的近轴平行光线会聚于第二折射球面的顶点，此透明体的折射率为(　　).

A. 4　　B. 3　　C. 2　　D. 1

(3) 一位近视眼患者的远点在 0.2m 处，应配下列哪种眼镜，才能看清远方的物体?(　　)

A. −200 度的凹透镜　　B. −500 度的凹透镜

C. 200 度的凸透镜　　D. 500 度的凸透镜

(4) 一位远视眼患者的近点在眼前 1.5m 处，要使其看清眼前 15cm 处的物体，则应配的眼镜为(　　).

A. −600 度的凹透镜　　B. −750 度的凹透镜

C. 600 度的凸透镜　　D. 750 度的凸透镜

(5) 一位散光眼患者，其眼球纵子午面的平行光线聚焦在视网膜上，而横子午面的平

行光线聚焦在视网膜前，此眼应配(　　).

A. 普通凸透镜　　B. 普通凹透镜

C. 凸柱面透镜　　D. 凹柱面透镜

(6) 用 $n\sin u$ 为 1.5 的高级油浸物镜时，光源波长 λ=500nm，可看清楚以下哪个尺寸的细节？(　　)

A. 137.5nm　　B. 112nm　　C. 225nm　　D. 0.75nm

(7) 放大镜的焦距越小，则它的角放大率(　　).

A. 越大　　B. 越小　　C. 先大后小　　D. 先小后大

(8) 减少球面像差的最简单方法是(　　).

A. 减小光强　　B. 增大光强

C. 透镜前加光阑　　D. 透镜后加光阑

答　　案

(1) B；(2) C；(3) B；(4) C；(5) D；(6) C；(7) A；(8) C.

2. 填空题

(1) 某透镜组由两个薄透镜胶合而成，其中一个焦度为+10D，另一个为−6D，则此透镜组的焦距为__________cm.

(2) 戴+200 度眼镜合适的人是__________眼. 欲使其看清 25cm 处的物体，戴此镜后成像在眼前__________处.

(3) 一个放大镜的焦距为 5cm，则它的放大率为__________倍.

(4) 显微镜的放大率等于____________与____________的乘积，和所用的物镜、目镜的焦距成__________(正/反)比.

(5) 要提高显微镜的分辨本领，可采取____________或____________的方法.

答　　案

(1) 25；(2) 远视，50cm；(3) 5；(4) 目镜的角放大率，物镜的线放大率，反；(5) 增大物镜数值孔径，减小入射光波长.

3. 计算题

(1) 一束窄平行光沿轴向射入半径为 3cm 的实心玻璃球，球的折射率为 1.50，求光线聚焦的位置.

解　对第一个单球面，将 n_1=1.0，n_2=1.5 代入成像公式

$$\frac{n_1}{u}+\frac{n_2}{v}=\frac{n_2-n_1}{r}$$

有

$$\frac{1}{\infty}+\frac{1.5}{v_1}=\frac{1.5-1}{3}$$

所以

$$v_1=9\text{cm}，\ u_2=-(9-3\times 2)=-3(\text{cm})$$

对第二个单球面，将 n_1=1.5，n_2=1.0 代入，得

$$\frac{1.5}{-3}+\frac{1}{v}=\frac{1-1.5}{-3}$$

$v=1.5\text{cm}$，即光线聚焦于后球面 1.5cm 处.

(2) 折射率为 1.5 的玻璃透镜，一面是平面，另一面是半径为 0.20m 的凹面，将此透镜水平放置，凹面一方充满水(水的折射率为 1.33). 求整个系统的焦距.

解　整个系统可看作由一个水凸透镜与一个玻璃凹透镜密接构成，根据透镜焦距

$$f=\left[\frac{n-n_0}{n_0}\left(\frac{1}{r_1}-\frac{1}{r_2}\right)\right]^{-1}$$

水凸透镜在空气中的焦距为

$$f_1=\left[\frac{1.33-1}{1}\left(\frac{1}{\infty}-\frac{1}{-0.2}\right)\right]^{-1}\approx 0.6(\text{m})$$

玻璃凹透镜在空气中的焦距为

$$f_2=\left[\frac{1.5-1}{1}\left(\frac{1}{-0.2}-\frac{1}{\infty}\right)\right]^{-1}=-0.4(\text{m})$$

整个系统的焦距

$$\frac{1}{f}=\frac{1}{f_1}+\frac{1}{f_2}=\frac{1}{0.6}+\frac{1}{-0.4}$$

得

$$f=-1.2\text{m}$$

(3) 两个焦距分别为 f_1=4cm、f_2=6cm 的薄凸透镜在水平方向先后放置，某物体放在焦距为 4cm 的薄凸透镜外侧 8cm 处，当两个透镜分别以如下两种方式放置时：

① 两透镜相距 10cm；

② 两透镜相距 1cm.

求该物体最后成像在何处.

解　设焦距为 4cm 的薄透镜物距为 u_1=8cm，焦距为 6cm 的薄透镜的物距和像距分别为 u_2、v_2，两透镜间距离为 d，根据薄透镜成像公式

$$\frac{1}{u}+\frac{1}{v}=\frac{1}{f}$$

① 当两透镜相距 10cm 时，对第一个透镜成像，将已知数据代入上式有

$$\frac{1}{8}+\frac{1}{v_1}=\frac{1}{4}$$

$$v_1=8\text{cm}$$

对第二个透镜成像，物距$u_2=d-v_1=10-8=2(\text{cm})$，为实物，代入薄透镜成像公式有

$$\frac{1}{2}+\frac{1}{v_2}=\frac{1}{6}$$

$$v_2=-3\text{cm}$$

所以，物体成像于焦距为 6cm 的薄透镜前 3cm 处，为虚像.

② 当两透镜相距 1cm 时，$v_1=8\text{cm}$，对第二个透镜成像，物距$u_2=d-v_1=1-8=-7(\text{cm})$，为虚物，代入薄透镜成像公式有

$$\frac{1}{-7}+\frac{1}{v_2}=\frac{1}{6}$$

$$v_2\approx 3.2\text{cm}$$

所以，物体成像于焦距为 6cm 的薄透镜后 3.2cm 处，为实像.

(4) 某近视眼的远点在眼前 50cm 处，今欲使其看清无穷远处的物体，则应配多少度的眼镜？

解 由薄透镜成像公式

$$\frac{1}{u}+\frac{1}{v}=\frac{1}{f}$$

代入已知数据，$u=\infty$，$v=-50\text{cm}=-0.5\text{m}$，有

$$\frac{1}{\infty}+\frac{1}{-0.5}=\frac{1}{f_1}$$

解得

$$f_1=-0.5\text{m}$$

所以$\Phi=\dfrac{1}{f_1}=-2\text{D}=-200$ 度.

(5) 某远视眼的近点在眼前 1.2m 处，要看清眼前 12cm 处的物体，需配多少度的眼镜？

解 由薄透镜成像公式

$$\frac{1}{u}+\frac{1}{v}=\frac{1}{f}$$

代入已知数据有

$$\frac{1}{0.12}+\frac{1}{-1.2}=\frac{1}{f}$$

所以

$$\Phi = \frac{1}{f} = 7.5\text{D} = 750度$$

(6) 一个放大镜的焦距为 15cm，用此放大镜去观察邮票，问此放大镜的角放大率为多少？

解　根据放大镜公式$\alpha = \frac{25}{f}$，代入数据得

$$\alpha = \frac{25}{15} \approx 1.7$$

(7) 某人用数值孔径为 0.75 的显微镜去观察 0.3μm 的细节，试计算此细节是否能被看清.(设所用光波波长为 600nm.)

解　根据$Z = \frac{0.61\lambda}{n\sin u}$，有

$$Z = \frac{0.61 \times 600 \times 10^{-9}}{0.75} = 4.88 \times 10^{-7}(\text{m}) = 0.488(\mu\text{m})$$

所以，此细节不能被看清楚.

9.5　自我检测题

(1) 在单球面折射中，若物距为无穷大，那么所成像的性质是(　　).

A. 当 $n_2>n_1$ 时，一定是实像　　B. 当 $n_2>n_1$ 时，一定是虚像

C. 当 r 取正时，一定是实像　　D. 以上说法均不对

(2) 一个薄凸透镜在空气中的焦距为 $f_{空}$，将其放入水中焦距为 $f_{水}$，已知 $n_{水}>n_{空}$，则应有关系为(　　).

A. $f_{水}=f_{空}$　　B. $f_{水}<f_{空}$　　C. $f_{水}>f_{空}$　　D. 不能确定

(3) 关于远视眼，以下说法正确的是(　　).

A. 远视眼远点比正视眼远　　B. 远视眼远点比正视眼近

C. 远视眼近点比正视眼远　　D. 远视眼近点在正视眼与近视眼之间

(4) 产生近视的原因是眼睛的折光本领(　　).

A. 太弱或眼球的前后直径太短　　B. 过强或眼球的前后直径太短

C. 过强或眼球的前后直径太长　　D. 太弱或眼球的前后直径太长

(5) 点物发出的白光经透镜成像后形成彩色光斑，而非清晰的点像，产生此现象的原因是(　　).

A. 球面像差　　B. 色差　　C. 远轴光线成像　　D. 近轴光线成像

(6) 折射率为 1.5 的平凸透镜，在空气中的焦距为 50cm，此透镜凸面的曲率半径为(　　).

A. 25cm　　B.15cm　　C. 50cm　　D. 10cm

(7) 一个会聚透镜的焦距为 10cm，物距为 30cm，则其像距为(　　).

A. 15cm　　B. 25cm　　C. 20cm　　D. 10cm

(8) 某人眼睛既近视又远视，他的眼睛的调节范围为 0.40～2.0m，他应该如何配眼镜才能将其调节范围扩大到 0.25m～∞？(　　)

A. 看远处时戴 0.5D 的凹透镜，看近处时戴 1.5D 的凸透镜

B. 看远处时戴 1.5D 的凹透镜，看近处时戴 0.5D 的凸透镜

C. 看远处时戴 0.5D 的凸透镜，看近处时戴 1.5D 的凹透镜

D. 看远处时戴 1.5D 的凸透镜，看近处时戴 0.5D 的凹透镜

(9) 要提高显微镜的分辨本领，可采取(　　).

A. 提高显微镜的放大倍数　　B. 增大物镜数值孔径和入射光波长

C. 减小物镜数值孔径和入射光波长　　D. 增大物镜数值孔径或减小入射光波长

(10) 人眼可分辨的最小距离为 0.1mm，光源波长 λ=600nm，欲观察 0.25μm 的细节，在下列显微镜中应选用的物镜和目镜放大倍数分别为(　　).

A. 80($n\sin u$ 1.5), 5　　B. 40($n\sin u$ 1.0), 10

C. 80($n\sin u$ 1.5), 4　　D. 40($n\sin u$ 0.5), 10

自我检测题答案 9　　典型例题讲解微课 9

(哈尔滨医科大学　张宇)

第10章 波动光学

10.1 基本要求

(1) 掌握：光程、光程差的计算；杨氏双缝干涉；等倾干涉、等厚干涉；夫琅禾费单缝衍射；马吕斯定律；布儒斯特定律.

(2) 理解：相干光的条件及获得相干光的方法；半波损失；自然光、偏振光和部分偏振光.

(3) 了解：圆孔衍射；光栅衍射；光栅缺级现象；旋光现象.

10.2 内容提要

1. 相干光

(1) 干涉条件：频率相同、振动方向相同、初相位相同或相位差恒定.

(2) 获得相干光的方法：分波阵面法；分振幅法.

2. 光程和光程差

(1) 光程：光波在介质中传输的几何路程 L 与该介质的折射率 n 的乘积 nL.

(2) 光程差：两束光波的光程之差，$\delta = n_2L_2 - n_1L_1$.

(3) 相位差和光程差的关系为 $\Delta\varphi = \dfrac{2\pi}{\lambda}\delta$.

3. 杨氏双缝干涉实验

(1) 杨氏双缝干涉各级明纹中心的位置为

$$x_{明} = \pm 2k\frac{D}{d}\frac{\lambda}{2} \quad (k = 0,1,2,\cdots)$$

(2) 杨氏双缝干涉各级暗纹中心的位置为

$$x_{暗} = \pm(2k+1)\frac{D}{d}\frac{\lambda}{2} \quad (k = 0,1,2,\cdots)$$

(3) 杨氏双缝干涉条纹是等间距的，相邻的两明纹或暗纹中心的间距为

$$\Delta x = x_{k+1} - x_k = \frac{D}{d}\lambda$$

4. 半波损失

光从光疏介质射向光密介质的界面时，反射光产生π的相位突变，π的相位突变相当于反射光多走(或少走)了半个波长的距离，因而这种现象称为半波损失.

5. 薄膜干涉

(1) 等倾干涉.

当光垂直入射到空气中的薄膜时，反射光满足的明、暗条纹条件为

$$\delta = 2ne + \frac{\lambda}{2} = \begin{cases} 2k\dfrac{\lambda}{2}, & k = 1,2,3,\cdots, \quad \text{干涉加强，明条纹} \\ (2k+1)\dfrac{\lambda}{2}, & k = 0,1,2,\cdots, \quad \text{干涉削弱，暗条纹} \end{cases}$$

(2) 等厚干涉.

① 劈尖干涉明、暗条纹条件为

$$\delta = 2e + \frac{\lambda}{2} = \begin{cases} 2k\dfrac{\lambda}{2}, & k = 1,2,3,\cdots, \quad \text{干涉加强，明条纹} \\ (2k+1)\dfrac{\lambda}{2}, & k = 0,1,2,\cdots, \quad \text{干涉削弱，暗条纹} \end{cases}$$

条纹等间距，相邻的两条明纹中心或暗纹中心的间距为

$$\Delta l = \frac{\lambda}{2\sin\theta}$$

② 牛顿环明、暗条纹条件为

$$\delta = 2e + \frac{\lambda}{2} = \begin{cases} 2k\dfrac{\lambda}{2}, & k = 1,2,3,\cdots, \quad \text{干涉加强，明条纹} \\ (2k+1)\dfrac{\lambda}{2}, & k = 0,1,2,\cdots, \quad \text{干涉削弱，暗条纹} \end{cases}$$

牛顿环明、暗条纹半径为

$$\begin{cases} r_{\text{明}} = \sqrt{R\cdot(2k-1)\dfrac{\lambda}{2}}, & k = 1,2,3,\cdots \\ r_{\text{暗}} = \sqrt{R\cdot 2k\dfrac{\lambda}{2}}, & k = 0,1,2,\cdots \end{cases}$$

6. 单缝衍射

(1) 单缝衍射屏上出现明、暗条纹的条件为

$$a\sin\theta=\begin{cases}0, & \text{中央明纹}\\ \pm 2k\dfrac{\lambda}{2}, & k=1,2,3,\cdots,\quad \text{干涉削弱，暗条纹}\\ \pm(2k+1)\dfrac{\lambda}{2}, & k=1,2,3,\cdots,\quad \text{干涉加强，明条纹}\end{cases}$$

(2) 中央明纹的半角宽度：$\Delta\theta=\dfrac{\lambda}{a}$.

(3) 中央明纹的宽度：$\Delta x=x_1-x_{-1}=2\dfrac{\lambda}{a}f$.

(4) 其他各级明纹的宽度：$\Delta x'=x_{k+1}-x_k=\dfrac{\lambda}{a}f$.

7. 圆孔衍射

艾里斑的半角宽度：$\theta\approx\sin\theta=1.22\dfrac{\lambda}{D}$.

8. 光栅衍射

(1) 光栅：大量等宽度、等间距的狭缝密集排列所组成的光学元件.

(2) 方程：$d\sin\theta=\pm k\lambda$，$k=0,1,2,\cdots$.

(3) 光栅缺级：$k=\dfrac{d}{a}k'$，$k'=1,2,3,\cdots$.

9. 光的偏振

(1) 自然光和偏振光.

自然光(非偏振光)：在垂直于光传播方向的平面内，光振动均匀地分布在所有可能的方向，光振动在各个方向上的分布是对称的，振幅也完全相等.

线偏振光(完全偏振光)：光矢量 $\boldsymbol{E}$ 只限于某个单一方向振动的光.

部分偏振光：介于自然光(非偏振光)和线偏振光(完全偏振光)之间的一种偏振状态，也可以看作自然光和线偏振光的混合.

(2) 起偏：从自然光获得偏振光的过程.

检偏：检验光的偏振状态的过程.

起偏器：产生起偏作用的光学元件.

检偏器：用来检验光波的偏振性及其振动方向的光学元件.

(3) 偏振化方向(或透射轴)：偏振片允许光振动透过的方向.

(4) 马吕斯定律：$I=I_0\cos^2\theta$.

(5) 布儒斯特定律：$\tan i_0=\dfrac{\sin i_0}{\cos i_0}=\dfrac{n_2}{n_1}$.

光以布儒斯特角入射时，入射角和折射角满足：$i_0+\gamma=\dfrac{\pi}{2}$.

10. 旋光现象

(1) 旋光现象定义：线偏振光通过某些物质而引起振动面旋转的现象. 有左旋、右旋之分.

(2) 旋光物质的旋光角：$\psi = \alpha L$.

(3) 旋光溶液的旋光角：$\psi = \alpha c L$.

(4) 旋光色散：不同波长的偏振光通过同一旋光物质，各波长的线偏振光的振动面旋转的角度也会不相同.

(5) 左旋物质：面对入射光的方向观察，偏振光的振动面沿逆时针方向旋转的物质. 右旋物质：面对入射光的方向观察，偏振光的振动面沿顺时针方向旋转的物质.

10.3 书后习题解答

10-1 杨氏双缝干涉实验中，用波长为 600nm 的单色光垂直照射到一双缝上，已知双缝之间的距离为 0.3mm，观察屏到狭缝的距离为 5m(实验装置放在空气中)，试问：

(1) 第二级亮纹的中心位置在哪里？

(2) 若屏上一点 P 与中央亮纹的距离为 5cm,则由光源 S 发出的光经两狭缝后的两光束到达 P 点的光程差为多少？相位差又为多少？

解 (1) 根据杨氏双缝干涉明纹中心的位置 $x = k\dfrac{D}{d}\lambda$，第二级亮条纹中心位置在

$$x_2 = 2\frac{D}{d}\lambda = 2\times\frac{5}{0.3\times10^{-3}}\times600\times10^{-9} = 2\times10^{-2}\ (\text{m}) = 2\ (\text{cm})$$

(2) 光到达点 P 的光程差为

$$\delta = \frac{d}{D}x = \frac{0.3\times10^{-3}}{5}\times5\times10^{-2} = 3\times10^{-6}\ (\text{m}) = 3000\ (\text{nm})$$

所以相位差

$$\Delta\varphi = \frac{2\pi}{\lambda}\delta = \frac{2\pi}{600}\times3000 = 10\pi$$

10-2 在空气中进行杨氏双缝干涉实验，以波长为 600nm 的平行光垂直照射到双缝上，在缝 S_1 后紧贴一片折射率为 1.3、厚度为 d 的薄玻璃片后，光屏上原来的第五级亮纹所在位置变为中央亮纹，试求插入玻璃片的厚度 d.

解 P 点原光程差 $\delta = r_2 - r_1 = 5\lambda$，加入薄玻璃片后光程差变为

$$\delta' = r_2 - \left[nd + (r_1 - d)\right] = (r_2 - r_1) - (n-1)d = 0$$

由以上两式可得

$$(n-1)d = 5\lambda$$

所以

$$d = \frac{5\lambda}{n-1} = \frac{5\times 600\times 10^{-9}}{1.3-1} = 1\times 10^{-5}\ (\text{m})=0.01\ (\text{mm})$$

10-3 在双缝干涉实验中，用波长为 λ 的光照射双缝 S_1 和 S_2，在观察屏上形成干涉条纹. 已知 P 点为第三级明条纹的中心位置，则 S_1 和 S_2 到 P 点的光程差是多少？若将整个装置放于某种透明液体中，P 点变为第四级明条纹的中心位置，则该液体的折射率是多少？

解 P 点原光程差

$$\delta = r_2 - r_1 = 3\lambda$$

透明液体中 P 点的光程差

$$\delta' = n(r_2 - r_1) = 4\lambda$$

所以

$$n = \frac{\delta'}{\delta} = \frac{4}{3} \approx 1.33$$

10-4 波长为 400～760nm 的可见光垂直入射到一块厚度为 380nm 的薄膜上，该薄膜放置于空气中，折射率是 1.33，试问从薄膜反射的光中哪些波长的光得到了加强？

解 薄膜干涉反射光加强的条件为

$$\delta = 2ne + \frac{\lambda}{2} = 2k\frac{\lambda}{2}$$

所以

$$\lambda = \frac{4ne}{2k-1}$$

当 k=1 时，$\lambda_1 = \dfrac{4ne}{2k-1} = \dfrac{4\times 1.33\times 380\times 10^{-9}}{2\times 1-1} \approx 2.022\times 10^{-6}\ (\text{m})=2022\ (\text{nm})$，不在可见光范围内，舍去；

当 k=2 时，$\lambda_2 = \dfrac{4ne}{2k-1} = \dfrac{4\times 1.33\times 380\times 10^{-9}}{2\times 2-1} \approx 6.739\times 10^{-7}\ (\text{m})=673.9\ (\text{nm})$，在可见光范围内，是反射光中加强的光；

当 k=3 时，$\lambda_3 = \dfrac{4ne}{2k-1} = \dfrac{4\times 1.33\times 380\times 10^{-9}}{2\times 3-1} \approx 4.043\times 10^{-7}\ (\text{m})=404.3\ (\text{nm})$，在可见光范围内，是反射光中加强的光；

当 k=4 时，$\lambda_4 = \dfrac{4ne}{2k-1} = \dfrac{4\times 1.33\times 380\times 10^{-9}}{2\times 4-1} = 2.888\times 10^{-7}\ (\text{m}) = 288.8\ (\text{nm})$，不在可见光范围内，舍去.

所以波长为 673.9nm 和 404.3nm 的光波反射加强.

10-5 把一层透明物质涂在玻璃上，使在反射光中波长为 520nm 的光最少. 已知玻璃的折射率为 1.50，透明物质的折射率为 1.30，求涂层的最小厚度.

解 光垂直入射，即 $i=0°$ 时，由于折射率满足 $n_1 < n_2 < n_3$，因此没有由半波损失带来的附加光程差. 反射光最少就是反射光干涉相消. 所以，反射光光程差满足干涉相消的条件

$$\delta = 2n_2 e = (2k+1)\frac{\lambda}{2}$$

当 $k=0$ 时，薄膜取得最小厚度

$$e_{\min} = \frac{\lambda}{4n_2} = \frac{520}{4\times 1.3} = 100(\text{nm})$$

10-6 一单色光垂直入射到一单缝上，其衍射的第三级明纹的位置恰与波长为 600nm 的单色光入射到该缝时衍射的第二级明纹位置重合，试求该单色光的波长.

解 由单缝衍射明纹满足条件

$$a\sin\theta = (2k+1)\frac{\lambda}{2}, \quad k=1,2,3,\cdots$$

可得

$$(2k_1+1)\frac{\lambda_1}{2} = (2k_2+1)\frac{\lambda_2}{2}$$

$$\lambda_1 = \frac{(2k_2+1)\lambda_2}{2k_1+1} = \frac{(2\times 2+1)\times 600}{2\times 3+1} \approx 428.6\ (\text{nm})$$

10-7 一束白色光垂直照射到光栅上，若某波长的光所成的第二级明纹与波长为 400nm 的光的第三级明纹重合，试问该未知波长为多少？

解 由光栅方程

$$d\sin\theta = k\lambda, \quad k=1,2,3,\cdots$$

可得

$$k_1\lambda_1 = k_2\lambda_2$$

所以

$$\lambda_1 = \frac{k_2\lambda_2}{k_1} = \frac{3\times 400}{2} = 600\ (\text{nm})$$

10-8 一强度为 I_0 的自然光经过三个偏振化方向依次互成 45°的偏振片，试问经过第三个偏振片后的偏振光的强度 I 为多少？

解 自然光通过第一个偏振片后出射光强度为

$$I_1 = \frac{1}{2}I_0$$

通过第二个偏振片后出射光强度为

$$I_2 = I_1\cos^2\theta = \frac{1}{2}I_0\cos^2 45° = \frac{1}{4}I_0$$

通过第三个偏振片后出射光强度为

$$I = I_3 = I_2 \cos^2 \theta = \frac{1}{4} I_0 \cos^2 45° = \frac{1}{8} I_0$$

10-9　两个偏振片 P_1、P_2 叠在一起，其偏振化方向之间的夹角记为 30°，由强度相同的自然光和线偏振光组成的混合光束垂直入射在偏振片上. 线偏振光的光矢量振动方向与 P_1 的偏振化方向之间的夹角为 60°，若不计反射和吸收，试求：

(1) 穿过 P_1 后的透射光强与入射光强之比；

(2) 连续穿过 P_1、P_2 后的透射光强与入射光强之比.

解　(1)由题意，设自然光和线偏振光的强度都为 I_0，通过偏振片 P_1 之后，自然光的强度变为

$$I_1' = \frac{I_0}{2}$$

线偏振光的强度变为

$$I_2' = I_0 \cos^2 \theta$$

通过偏振片 P_1 之后，强度

$$I' = I_1' + I_2' = \frac{I_0}{2} + I_0 \cos^2 \theta$$

透射光强与入射光强的比值为

$$\frac{I'}{I} = \frac{\frac{I_0}{2} + I_0 \cos^2 \theta}{2I_0} = \frac{1 + 2\cos^2 \theta}{4} = \frac{1 + 2\cos^2 60°}{4} = \frac{3}{8}$$

(2) 再通过 P_2，强度变为

$$I'' = I' \cos^2 \alpha = \left(\frac{I_0}{2} + I_0 \cos^2 \theta\right) \cos^2 \alpha$$

透射光强与入射光强之比为

$$\frac{I''}{I} = \frac{\left(\frac{I_0}{2} + I_0 \cos^2 60°\right) \cos^2 30°}{2I_0} = \frac{9}{32}$$

10-10　平行平面玻璃板放置在空气中，玻璃的折射率为 1.732. 当自然光以布儒斯特角入射到玻璃的上表面时，试问折射角是多少？

解　由布儒斯特定律

$$\tan i_0 = \frac{\sin i_0}{\cos i_0} = \frac{n_2}{n_1}$$

代入数据

$$\tan i_0 = \frac{1.732}{1} = 1.732$$

可得

$$i_0 = \frac{\pi}{3}$$

因为以布儒斯特角入射时，入射角和折射角满足

$$i_0 + \gamma = \frac{\pi}{2}$$

所以折射角为

$$\gamma = \frac{\pi}{2} - i_0 = \frac{\pi}{2} - \frac{\pi}{3} = \frac{\pi}{6}$$

10-11 在环境温度为20℃的室内，将尼古丁溶液装满于10cm长的玻璃管中，以钠光灯为光源，测出尼古丁溶液使振动面旋转了20°. 已知尼古丁的旋光率为$[\alpha]_{589.3\text{nm}}^{20℃} = -162°$，试求该溶液里尼古丁的浓度.

解 由公式$\psi = \alpha c L$，可得$c=\dfrac{\psi}{\alpha L}$，代入数据

$$c=\frac{\psi}{\alpha L} = \frac{20\times 10}{162\times 10} \approx 0.123\,(\text{g}\cdot\text{cm}^{-3})$$

10.4 典型习题及解答

1. 选择题

(1) 相干光产生干涉现象，在空间某点的加强条件是两光源到该点的(　　).

A. 几何路程相等　　B. 光强度相等

C. 光程差是波长的整数倍　　D. 相位差恒定

(2) 相同时间内，一束波长为λ的单色光在空气和玻璃中(　　).

A. 传播的路程相等，走过的光程相等

B. 传播的路程相等，走过的光程不等

C. 传播的路程不等，走过的光程相等

D. 传播的路程不等，走过的光程不等

(3) 一束白光照射杨氏双缝，在形成的同一级明纹中，偏离中央明纹最远的是(　　).

A. 紫光　　B. 绿光　　C. 黄光　　D. 红光

(4) 若把杨氏双缝干涉装置由空气搬入折射率为1.33的水中，则干涉条纹(　　).

A. 变密　　B. 变疏

C. 间距不变　　D. 中间的暗斑变为亮斑

(5) 一束波长为λ的光线，投射到一个双缝上，在屏上形成明暗相间的干涉条纹，如果P点是第一级暗纹所在位置，则光程差$\delta = r_2 - r_1$为(　　).

A. 2λ　　B. $\frac{3}{2}\lambda$　　C. λ　　D. $\frac{1}{2}\lambda$

(6) 在吹肥皂泡的过程中，看到肥皂泡表面的花样颜色改变，是由以下哪一项的变化引起的？(　　)

A. 折射率　　B. 泡内压强

C. 薄膜的厚度　　D. 表面张力系数

(7) 一束波长为 λ 的单色光由空气垂直入射到折射率为 n 的透明薄膜上，透明薄膜放在空气中，要使反射光得到干涉加强，则薄膜最小的厚度为(　　).

A. $\frac{\lambda}{4}$　　B. $\frac{\lambda}{4n}$　　C. $\frac{\lambda}{2}$　　D. $\frac{\lambda}{2n}$

(8) 光学仪器的镜头(镜头折射率为 1.5)上常镀有一层氟化镁(n=1.38)增透膜，使白光中人眼最敏感的黄绿光(λ=550nm)尽可能透过，也就是使黄绿光在薄膜表面反射最少. 那么薄膜的厚度应为(　　).

A. 99.6nm　　B. 109.6nm　　C. 89.4nm　　D. 69.9nm

(9) 用波长为 630nm 的光垂直照射单缝，衍射角为 θ 的光束最大光程差为 1.890μm，屏上为(　　).

A. 明条纹　　B. 暗条纹　　C. 无法确定　　D. 均匀亮度

(10) 单缝上相邻两半波带的对应点发出的衍射角同为 θ 的两列光的光程差和相位差分别为(　　).

A. θ 未知，无法确定　　B. 一个波长，2π

C. 半个波长，π　　D. 半个波长，2π

(11) 在单缝的夫朗禾费衍射实验中，屏上第三级暗纹对应的单缝处波面可划分为__个半波带，若将缝宽缩小一半，原来第三级暗纹处将是__纹. (　　)

A. 2;暗　　B. 4;明　　C. 6;明　　D. 4;暗

(12) 两偏振片 A、B 处于透光强度最大位置时，一束光经 A、B 后的强度是 I，现将 B 片转动 60°，此时在 B 片后得到的光强度是(　　).

A. $\frac{1}{2}I$　　B. $\frac{1}{4}I$　　C. $\frac{3}{4}I$　　D. $\frac{\sqrt{3}}{2}I$

(13) 光由空气中射入 n=1.54 的玻璃板时，起偏角(布儒斯特角)为 57°，若光从空气中以 40°角入射玻璃板，则下列说法正确的是(　　).

A. 反射光为部分偏振光，折射光为线偏振光

B. 反射光和折射光均为部分偏振光

C. 反射光为线偏振光，折射光为部分偏振光

D. 反射光和折射光均为线偏振光

(14) 一束自然光和线偏振光的混合光，让它垂直通过一偏振片，若以此入射光束为轴旋转偏振片，测得透射光强度最大值是最小值的 5 倍，那么入射光束中自然光与线偏振光的光强之比为(　　).

A. 1/2　　B. 1/5　　C.1/3　　D. 2/3

答　案

(1) C；(2) C；(3) D；(4) A；(5) D；(6) C；(7) B；(8) A；(9) B；(10) C；(11) C；(12) B；(13)B；(14)A.

2. 填空题

(1) 光的__________、__________现象反映了光的波动性质，光的__________现象说明了光是横波.

(2) 已知某材料在空气中的布儒斯特角为 60°，该材料的折射率为__________.

(3) 可见光的波长在________________范围内.

(4) 两列光波发生干涉的条件为：__________、__________、__________.

(5) 在光栅常数 $d=1.8\times10^{-6}$m 的透射光栅中，第三级明纹可观察到的最长波长是__________.

(6) 用波长 600nm 的光线照射一相距为 0.3mm 的双缝，在干涉图样中，中央明纹与第二级明纹的距离为 4mm. 则屏与缝的距离为__________.

(7) 在双缝干涉实验中，用 589.3nm 的钠光灯作单色光源，屏与双缝间的距离是 600mm，双缝间的距离是 1mm，则相邻明条纹中心的间距是__________.

(8) 一束自然光以布儒斯特角入射到平板玻璃片上，就偏振状态来说，反射光为__________.

答　案

(1) 干涉，衍射，偏振；(2) 1.732；(3) 400～760nm；(4) 频率相同，振动方向相同，初相位相同或相位差恒定；(5) 600nm；(6) 1m；(7) 0.35mm；(8) 线偏振光.

3. 计算题

(1) 一束光是自然光和线偏振光的混合，当它通过一偏振片时发现透射光的强度取决于偏振片的取向，其强度可以变化 5 倍，问入射光中两种光的强度各占总入射光强度的几分之几？

解　设入射混合光的强度为 I，其中线偏振光强度为 xI，自然光强度为 $(1-x)I$，最大透射光强度

$$I_{\max}=\left[\frac{1}{2}(1-x)+x\right]I$$

最小透射光强度

$$I_{\min}=\left[\frac{1}{2}(1-x)\right]I$$

由题意知 $I_{\max}/I_{\min}=5$，则有

$$\frac{1}{2}(1-x)+x=5\times\frac{1}{2}(1-x)$$

所以 $x=\frac{2}{3}$，即线偏振光占总入射光强度的 $2/3$，自然光占 $1/3$.

(2) 已知单缝宽度 $a=1.0\times10^{-4}\text{m}$，透镜焦距 $f=0.5\text{m}$，用 $\lambda_1=400\text{nm}$ 和 $\lambda_2=760\text{nm}$ 的单色平行光分别垂直照射，求这两种光的第一级明纹与屏中心的距离，以及这两条明纹之间的距离.

解 单缝衍射的第 k 级明纹的位置

$$x=(2k+1)\frac{\lambda}{2a}f$$

对于第一级亮纹

$$\lambda_1=400\text{nm}\text{时},\quad x_1=3.0\times10^{-3}\text{m}$$

$$\lambda_2=760\text{nm}\text{时},\quad x_2=5.7\times10^{-3}\text{m}$$

条纹间距

$$\Delta x=x_2-x_1=2.7\times10^{-3}\text{m}$$

(3) 在杨氏双缝干涉实验中，缝 S_1 和 S_2 分别放置透明的塑料薄片 T_1 和 T_2，当两薄片插入后，屏上中央零级明纹向上移至原先的第 10 级明纹位置上，已知入射光波长为 600nm，T_1 和 T_2 厚度均为 300μm，T_1 的折射率为 1.52. 问 T_2 的折射率是多少？

解 设在 P 点形成第 10 级明纹，则两束光到达 P 点的光程差为

$$\delta=r_2-r_1=k\lambda=10\lambda$$

当加上塑料薄片后光程差的改变量为

$$\delta'=(n_1-1)d\ -(n_2-1)d$$

由题意知：加上薄片后在 P 点形成中央明纹，即

$$\delta=\delta'$$

$$10\lambda=(n_1-1)d-(n_2-1)d=[(n_1-1)-(n_2-1)]d$$

代入数据可得

$$10\times\left(600\times10^{-9}\right)=\left[(1.52-1)-(n_2-1)\right]\times300\times10^{-6}$$

$$n_2=1.5$$

所以 T_2 的折射率为 1.5.

(4) 在杨氏双缝干涉实验中，双缝距离是 5.0mm，缝与接收屏的距离是 1.0m. 入射光中包含波长为 480nm 和 600nm 的两种成分，因而看到屏上有两组干涉图样，试问这两种波长的第二级明纹间的距离为多少？

解 在杨氏双缝实验中，形成明纹的位置满足 $x=k\frac{D}{d}\lambda$，所以波长为 480nm 和 600nm

的第二级明纹的位置分别为

$$x = 2 \times \frac{1}{5 \times 10^{-3}} \times 480 \times 10^{-9} = 1.92 \times 10^{-4} \text{ (m)}$$

$$x' = 2 \times \frac{1}{5 \times 10^{-3}} \times 600 \times 10^{-9} = 2.40 \times 10^{-4} \text{ (m)}$$

这两种波长的第二级明纹间的距离为

$$\Delta x = x' - x = 4.8 \times 10^{-5} \text{m}$$

(5) 在空气中用波长为 λ 的单色光进行双缝干涉实验时，观察到相邻干涉条纹的间距为 1.33mm. 当把整个实验装置放在水中进行操作时，水的折射率 n=1.33，问相邻条纹的间距变为多少？

解 将已知数据代入相邻明(或暗)纹间距公式可得，空气中

$$\Delta x = \frac{D}{d}\lambda = 1.33\text{mm}$$

水中

$$\Delta x' = \frac{D}{d}\lambda' = \frac{D}{d}\frac{\lambda}{n} = \frac{\Delta x}{n} = \frac{1.33}{1.33} = 1 \text{ (mm)}$$

(6) 将一层透明物质涂在玻璃上，观察到波长为 520nm 的光反射最少，透明物质的折射率为 1.3，玻璃的折射率为 1.5，求该透明物质的最小厚度.

解 薄膜干涉反射光削弱的条件为

$$\delta = 2ne = (2k+1)\frac{\lambda}{2}$$

所以 k=0 时，薄膜的最小厚度为

$$e = \frac{\lambda}{4n} = \frac{520 \times 10^{-9}}{4 \times 1.3} = 1 \times 10^{-7} \text{ (m)=100(nm)}$$

(7) 波长为 400nm 的单色平行光垂直入射到一条狭缝上，若第一级暗纹的位置对应的衍射角为 $\theta = \frac{\pi}{6}$，试问该狭缝的宽度为多少？

解 单缝衍射暗纹满足

$$a \sin\theta = \pm 2k\frac{\lambda}{2}$$

代入已知数据得

$$a = \frac{k\lambda}{\sin\theta} = \frac{1 \times 400}{\sin\frac{\pi}{6}} = 800 \text{ (nm)}$$

10.5 自我检测题

(1) 用两个独立的光源做干涉实验，得不到干涉图样，是因为(　　).

A. 两光源相距太远　　B. 光源光太弱

C. 两光源不相干　　D. 光源光太强

(2) 在杨氏双缝干涉实验中，若增大双缝的距离，干涉条纹间距将(　　).

A. 增大　　B. 减小　　C. 不变　　D. 无法确定

(3) 在保持入射光波长和双缝间距不变的情况下，将杨氏双缝到观察屏的距离增大1倍，则干涉明条纹的中心间距将(　　).

A. 增大1倍　　B. 增大4倍

C. 减小为原来的$\frac{1}{2}$　　D. 减小为原来的$\frac{1}{4}$

(4) 有如下四种说法：

① 在保持入射光波长和双缝到观察屏距离不变的条件下，将杨氏双缝的间距减小，则干涉条纹的宽度将变小；

② 在保持入射光波长和双缝间距不变的情况下，将杨氏双缝到观察屏的距离增大1倍，则干涉明条纹的间距将增大1倍；

③ 将杨氏双缝干涉实验放在水中进行和在空气中的结果相比，水中相邻明条纹的间距将减小；

④ 当用白光垂直照射杨氏双缝时，屏幕上出现的干涉图样是中央条纹为白色，两侧由近到远呈现由紫到红的彩色条纹.

以上说法正确的是(　　).

A. ①、④　　B. ②、④　　C. ②、③、④　　D. ①、②、④

(5) 一束波长为λ的单色光，自折射率为n_1的介质垂直入射到折射率为n_2、厚度为$\frac{\lambda}{4n_2}$的平行平面薄膜上，薄膜下介质的折射率为n_3，若在薄膜表面得到干涉加强的反射光，则折射率需要满足的条件是(　　).

① $n_1>n_2>n_3$　　② $n_1<n_2<n_3$　　③ $n_2>n_1$，$n_2>n_3$　　④ $n_2<n_1$，$n_2<n_3$

A. ①　　B. ②　　C. ③、④　　D. ①、②

(6) 用波长为550nm的光垂直照射单缝，衍射角为θ的光束最大光程差为1.10μm，屏上为(　　).

A. 明条纹　　B. 暗条纹　　C. 无法确定　　D. 均匀亮度

(7) 单缝夫琅禾费衍射中，当入射光波长变大时，观察屏上的中央明条纹宽度将(　　).

A.变大　　B.变小　　C. 不变　　D. 不能确定

(8) 用波长为λ的单色光照射一狭缝，若屏幕上某点P是二级明条纹，那么由单缝边缘到达P点的光程差为(　　).

A. $3\lambda/2$　　B. 2λ　　C. $5\lambda/2$　　D. 3λ

(9) 在单缝夫琅禾费衍射实验中，波长为λ的单色光垂直入射到宽度为 $a=4\lambda$ 的单缝上，对应于衍射角 30°的方向，单缝处波阵面可分成的半波带数目为(   ).

A. 2　　B. 4　　C. 6　　D.8

(10) 在单缝夫琅禾费衍射实验中，波长为 λ 的单色光垂直入射到单缝上，对应于衍射角为 30°的方向上，若单缝处波振面可分成 3 个半波带，则缝宽等于(   ).

A. λ　　B. 1.5λ　　C. 2λ　　D. 3λ

(11) 波长为500nm的单色光,垂直入射到光栅上,如要求第一级谱线的衍射角为30°,则光栅常量 d 应为(   ).

A.10nm　　B.100nm　　C.1000nm　　D.10000nm

(12) 下列哪种现象说明光是横波？(   )

A. 干涉　　B. 衍射　　C. 偏振　　D. 折射

(13) 一束光垂直入射到其光轴与表面平行的偏振片上，当偏振片以入射光方向为轴转动时，发现透射光的强度有变化，但无全暗情形，则入射光应是(   ).

A. 自然光　　B. 部分偏振光

C. 全偏振光　　D. 不能确定其偏振情况的光

(14) 把两块偏振片重叠在一起放置在一盏灯前，并使其出射光强为零. 当把其中一块偏振片旋转 180°时，出射光的变化情况是(   ).

A. 光强由零逐渐增至最大值

B. 光强由零逐渐增至最大值，然后由最大值逐渐减为零

C. 光强始终为零

D. 光强始终为最大值

自我检测题答案 10　　典型例题讲解微课 10

(内蒙古科技大学包头医学院　陆改玲)

第 11 章　量子力学基础

11.1　基本要求

(1) 掌握：能量子、光子、物质波的概念；光的波粒二象性、实物粒子德布罗意假设及波粒二象性等物理思想；量子力学用不确定关系对微观粒子这一属性进行的描述；薛定谔方程.

(2) 理解：光的粒子性理论建立的实验基础有光电效应、康普顿效应；德布罗意物质波验证实验——戴维孙-革末实验和汤姆孙实验.

(3) 了解：热辐射及能量子的提出；波函数的统计解释；量子力学的基本研究方法——模型化方法.

11.2　内容提要

1. 热辐射

由物体内部分子、原子的热运动引起辐射电磁波能量的现象称为热辐射. 单位时间内，从物体单位表面积上所辐射的某种波长的能量称为单色辐出度，用 $M_\lambda(T)$ 表示. 当辐射能入射到不透明的物体表面时，一部分能量被吸收，另一部分能量从表面反射，吸收的能量与入射能量的比值称为物体的吸收率. 吸收率等于 1 的物体称为黑体.

2. 黑体辐射定律

(1) 斯特藩-玻尔兹曼定律.

在一定温度下，黑体的总辐出度 $M(T)$ 与绝对温度的四次方 T^4 成正比，即

$$M(T) = \sigma T^4$$

(2) 维恩位移律.

黑体辐射的峰值波长与绝对温度成反比，即

$$\lambda_{\mathrm{m}} T = b$$

(3) 普朗克公式.

$$M_\lambda(T) = \frac{2\pi c^2 h}{\lambda^5} \frac{1}{\mathrm{e}^{hc/(\lambda kT)} - 1}$$

3. 光电效应的基本规律

(1) 实验现象.

① 增加光的强度，就能增加光电子数目，所以饱和光电流与入射光强度成正比.

② 光电子的最大初动能与遏止电压的关系为

$$\frac{1}{2}mv_{\mathrm{m}}^2 = eU_{\mathrm{c}}$$

③ 光电子的能量与入射光的频率成正比，与入射光的强度无关.

④ 入射光有一极限频率ν_0，只有$\nu > \nu_0$时才能产生光电效应. $\nu \leqslant \nu_0$的光，无论强度多大、照射时间多长，都不能产生光电效应. ν_0称为光电效应的极限频率(又称为红限).

⑤频率超过极限频率时产生光电效应的时间不超过10^{-9}s.

(2) 爱因斯坦光电效应方程.

$$h\nu = \frac{1}{2}mv^2 + A$$

(3) 光子的质量和动量.

$$m = \frac{h\nu}{c^2} = \frac{h}{c\lambda}$$

$$p = \frac{E}{c} = \frac{h\nu}{c}$$

4. 康普顿效应的波长偏移与散射角的关系

$$\Delta\lambda = \lambda - \lambda_0 = \frac{h}{m_0 c}(1-\cos\varphi) = 2\frac{h}{m_0 c}\sin^2\frac{\varphi}{2}$$

5. 德布罗意假设和德布罗意波

$$\lambda = \frac{h}{mv}, \quad \nu = \frac{E}{h}$$

6. 不确定关系

坐标和动量的不确定关系

$$\Delta x \Delta p \geqslant \frac{\hbar}{2}$$

能量和时间的不确定关系

$$\Delta E \Delta t \geqslant \frac{\hbar}{2}$$

7. 波函数

微观粒子具有波粒二象性，其运动状态可以用波函数描述.

8. 势场中一维运动粒子的一般薛定谔方程

$$-\frac{\hbar^2}{2m}\frac{\partial^2\psi}{\partial x^2}+V(x)\psi=\mathrm{i}\hbar\frac{\partial\psi}{\partial t}$$

11.3　书后习题解答

11-1　光电效应和康普顿效应研究的都不是整个光束与散射物之间的作用，而是个别电子与个别光子的相互作用过程，两者有什么区别？

答　光电效应：光子与非完全自由电子的作用. 它是一个电子吸收光子的过程，电子形成光电子逸出金属表面. 入射光波长在可见光短波极限附近. 过程中能量守恒、动量不守恒.

康普顿效应：光子与静止自由电子的作用. 光子将部分能量传递给电子后散射出去，而电子并不离开散射物. 入射光为 X 射线. 过程中能量、动量都守恒.

对自由电子不能有光电效应. 光子与自由电子的作用只能产生康普顿效应.

11-2　X 射线通过某物质时会发生康普顿效应，而可见光却没有，为什么？

答　X 射线的光子(波长 0.1nm)的质量$\left(\frac{h\nu_X}{c^2}\right)$与电子的静止质量相当，而可见光光子的质量$\left(\frac{h\nu}{c^2}\right)$比电子的静止质量小得多. 按照弹性碰撞理论，可见光光子与自由电子弹性碰撞后会反弹，光子能量不会转移给电子，即散射波长不会改变，与束缚电子弹性碰撞时更不会将能量转移给电子. 所以可见光没有康普顿效应.

11-3　什么是德布罗意波？哪些实验证实微观粒子具有波动性？

答　实物粒子也具有波粒二象性，这种与实物粒子相联系的波称为德布罗意波. 戴维孙-革末实验以及汤姆孙电子衍射实验都证实了微观粒子具有波动性.

11-4　实物粒子的德布罗意波与电磁波、机械波有什么区别？

答　德布罗意把爱因斯坦关于光的波粒二象性的思想加以扩展，他认为实物粒子(如电子)也具有物质周期过程的频率，伴随物体的运动也有由相位来定义的相波，即德布罗意波，后来薛定谔解释波函数的物理意义时称其为“物质波”. 机械波是周期性的振动在介质内的传播，电磁波是周期变化的电磁场的传播. 物质波的空间强度分布和微粒在空间出现的概率分布一致，物质波既不是机械波也不是电磁波，而是一种概率波.

11-5　说明波函数的统计意义，以及波函数应满足的物理条件.

答　某时刻空间某处粒子的波函数绝对值的平方描述了该时刻粒子在该处出现的概率密度，即$\psi(r,t)\psi^*(r,t)$，表示粒子在 r 处单位体积中出现的概率，称为概率密度，这就是波函数的统计解释. 应满足的物理条件是：单值、连续、有限.

11-6　一个绝对黑体在 T_2=1450K 时，单色辐射出射度峰值所对应的波长 λ_1=2μm，已知太阳单色辐射出射度的峰值所对应的波长为 λ_2=400nm，若将太阳看作黑体，试估

算太阳表面的温度 T_2.

解 由维恩位移律得

$$b = \lambda_1 T_1 = \lambda_2 T_2$$

$$T_2 = \frac{\lambda_1 T_1}{\lambda_2} = 5800\text{K}$$

11-7 已知铯的光电效应红限波长是 660nm ，用波长 λ_0=400nm 的光照射铯感光层，求铯放出的光电子的速度.

解

$$\nu_0 = \frac{c}{\lambda_0} = \frac{3\times10^8}{660\times10^{-9}} \approx 4.55\times10^{14}(\text{Hz})$$

$$\nu = \frac{c}{\lambda} = \frac{3\times10^8}{400\times10^{-9}} = 7.5\times10^{14}\ (\text{Hz})$$

故用此波长的光照射铯感光层可以发生光电效应. 由光电效应方程

$$\frac{1}{2}mv^2 = h\nu - A = h\nu - h\nu_0$$

得光电子的速度

$$v = \sqrt{\frac{2(h\nu - h\nu_0)}{m}} = 6.56\times10^5\ \text{m}\cdot\text{s}^{-1}$$

11-8 波长 λ_0=0.0708nm 的 X 射线在石蜡上受到康普顿散射，求在 π/2 和 π 方向上所散射的 X 射线波长各是多大.

解 在 $\varphi = \frac{\pi}{2}$ 方向上

$$\Delta\lambda = \lambda - \lambda_0 = \frac{2h}{m_0 c}\sin^2\frac{\varphi}{2}$$

$$= \frac{2\times6.63\times10^{-34}}{9.11\times10^{-31}\times3\times10^8}\sin^2\frac{\pi}{4}$$

$$\approx 2.43\times10^{-12}\ (\text{m}) = 0.00243\ (\text{nm})$$

散射波长

$$\lambda = \lambda_0 + \Delta\lambda = 0.0708 + 0.00243 \approx 0.0732\ (\text{nm})$$

在 $\varphi = \pi$ 方向上

$$\Delta\lambda = \lambda - \lambda_0 = \frac{2h}{m_0 c}\sin^2\frac{\varphi}{2} = \frac{2h}{m_0 c} \approx 0.00486\text{nm}$$

散射波长

$$\lambda = \lambda_0 + \Delta\lambda = 0.0708 + 0.00486 \approx 0.0757\ (\text{nm})$$

11-9 若电子和中子的德布罗意波长均为 0.1nm，则电子、中子的速度及动能各为多少？

解 由公式$\lambda = \frac{h}{p} = \frac{h}{mv}$得

$$v_e = \frac{h}{\lambda_e m_{e0}} = \frac{6.63\times10^{-34}}{0.1\times10^{-9}\times9.11\times10^{-31}} \approx 7.3\times10^6\ (\text{m}\cdot\text{s}^{-1})$$

$$v_n = \frac{h}{\lambda_n m_{n0}} = \frac{6.63\times10^{-34}}{0.1\times10^{-9}\times1.67\times10^{-27}} \approx 4.0\times10^3\ (\text{m}\cdot\text{s}^{-1})$$

$$E_{ek} = \frac{1}{2}m_{e0}v_e^2 \approx 152\text{eV}$$

$$E_{nk} = \frac{1}{2}m_{n0}v_n^2 \approx 8.4\times10^{-2}\text{eV}$$

11-10 在电子束中，电子的动能为 200eV，则电子的德布罗意波长为多少？当该电子遇到直径为 1mm 的孔或障碍物时，它表现出粒子性还是波动性？

解 由德布罗意公式得

$$\lambda = \frac{h}{\sqrt{2m_0E_k}} = \frac{6.63\times10^{-34}}{\sqrt{2\times9.11\times10^{-31}\times200\times1.6\times10^{-19}}} \approx 8.683\times10^{-11}\ (\text{m})$$

由于$d \gg \lambda$，电子表现出粒子性.

11.4 典型习题及解答

1. 选择题

(1) 热辐射产生的条件是( ).

A. 发光的物体 B. 绝对黑体

C. 物体的温度比环境温度高 D. 以上说法均不对

(2) 黑体发射的总能量( ).

A. 与T^4成正比 B. 与λ成反比

C. 两者都对 D. 两者都不对

(3) 某黑体单位表面上辐射的功率为 $5.67\text{W}\cdot\text{m}^{-2}$，此黑体所具有的最大值波长为( ).

A. 2.9mm B. 0.35μm

C. 2.9μm D. 29μm

(4) 关于光电效应有下列说法：

① 任何波长的可见光照射到任何金属表面都能产生光电效应；

② 若入射光的频率均大于一给定金属红限，则该金属分别受到不同频率、强度相等的光照射时，释放出的光电子的最大初动能也不同；

③ 若入射光的频率均大于一给定金属红限，则该金属分别受到不同频率、强度相等

的光照射时，单位时间释放出的光电子数一定相等；

④ 若入射光的频率均大于一给定金属红限，则当入射光频率不变而强度增大一倍时，该金属的饱和光电流也增大一倍.

其中正确的是(　　).

A. ①、②、③　　B. ②、③、④

C. ②、③　　D. ②、④

(5) 康普顿散射中，当出射光子与入射光子方向夹角等于________时，光的频率减小得最多；当等于________时，光的频率保持不变. (　　)

A. 180°，0°　　B. 90°，0°　　C. 90°，180°　　D. 45°，0°

(6) 若光子与电子的波长相等，则它们的(　　).

A. 动量及总能量均相等　　B. 动量及总能量均不相等

C. 动量相等，总能量不相等　　D. 动量不相等，总能量相等

(7) 关于不确定(测不准)关系的以下理解中，正确的是(　　).

A. 粒子的动量不可能确定　　B. 粒子的坐标不可能确定

C. 粒子的动量和坐标不可能同时确定　　D. 不确定关系仅适用于电子和光子

答　　案

(1) D；(2) A；(3) D；(4) D；(5) A；(6) C；(7) C.

2. 填空题

(1) 频率为 100 MHz 的一个光子的能量是__________，动量的大小是__________.

(2) 如果入射光的波长从 400nm 变到 300nm，则从表面发射的光电子的遏止电压增大__________.

(3) 某一波长的 X 射线经物质散射后，其散射光中包含波长大于 X 射线和波长等于 X 射线的两种成分，其中__________的散射成分称为康普顿散射光.

(4) 在散射角 $\theta=90°$ 的康普顿实验中，要使 $\dfrac{\Delta\lambda}{\lambda}=1\%$，入射光子的波长应为__________.

答　　案

(1) 6.63×10^{-26}J，2.21×10^{-34}N·s；(2) 1.03V；(3) 波长大于 X 射线；(4) 0.24057nm.

3. 计算题

(1) 波长为200nm、辐照度为 $1.0\text{W}\cdot\text{m}^{-2}$ 的光垂直照射到面积为 1.0cm^2 的银表面上. 如果入射到银表面的光子有 0.05%产生光电子，问银表面每秒发射的光电子数等于多少？

解　光子的能量

$$E=h\nu=\frac{1240}{200}=6.2\,(\text{eV})$$

入射到银表面的光子数

$$n=\frac{M\cdot S}{E}=\frac{1.0\times10^{-4}}{6.2\times1.6\times10^{-19}}\approx1.0\times10^{14}\ (\mathrm{s}^{-1})$$

银表面每秒发射的光电子数

$$n_{\mathrm{e}}=0.0005n=5\times10^{10}\ (\mathrm{s}^{-1})$$

(2) 已知在红外线范围(λ=1～14μm)内，可近似将人体看作黑体. 假设成人体表面积的平均值为 1.73m^2，表面温度为 33℃，求人体辐射的总功率.

解　根据斯特藩-玻尔兹曼定律，可得人体单位表面积的辐射功率为

$$M(T)=\sigma T^4=5.67\times10^{-8}\times(33+273)^4\approx497\ (\mathrm{W\cdot m^{-2}})$$

人体辐射的总功率为

$$P=1.73\times497\approx860\ (\mathrm{W})$$

(3) 计算下述粒子的德布罗意波的波长：

① 质量为10^{-10}kg、运动速度为$0.01\mathrm{m\cdot s^{-1}}$的尘埃；

② 动能为 100eV 的中子；

③ 电子显微镜中，电子在 200kV 电压下加速运动.

解　① $\lambda=\dfrac{h}{mv}=\dfrac{6.626\times10^{-34}}{10^{-10}\times0.01}=6.626\times10^{-22}\ (\mathrm{m})$；

② $\lambda=\dfrac{h}{p}=\dfrac{h}{\sqrt{2mE}}=\dfrac{6.626\times10^{-34}}{\sqrt{2\times1.675\times10^{-27}\times100\times1.626\times10^{-19}}}\approx2.839\times10^{-12}\ (\mathrm{m})$；

③ $\lambda=\dfrac{h}{p}=\dfrac{h}{\sqrt{2mE}}=\dfrac{6.626\times10^{-34}}{\sqrt{2\times9.109\times10^{-31}\times1.602\times10^{-19}\times2\times10^{5}}}\approx2.743\times10^{-12}\ (\mathrm{m})$.

11.5　自我检测题

(1) 为解释黑体辐射的实验规律，(　　)提出能量量子化假设.

A. 玻尔　　B. 普朗克　　C. 爱因斯坦　　D. 卢瑟福

(2) 下面各种物体哪个是绝对黑体？(　　)

A. 不辐射可见光的物体　　B. 不辐射任何光线的物体

C. 不反射可见光的物体　　D. 不反射任何光线的物体

(3) 实物粒子对应的波是(　　).

A. 机械波　　B. 电磁波　　C. 引力波　　D. 德布罗意波

(4) 光量子学说是由(　　)提出的.

A. 爱因斯坦　　B. 普朗克　　C. 玻尔　　D. 卢瑟福

(5) 光线照射在金属表面产生光电效应的红限波长为 λ_0，该金属的逸出功应该是(　　).

A. $\frac{h}{\lambda_0}$　　B. $\frac{\lambda_0}{h}$　　C. $\frac{h\lambda_0}{c}$　　D. $\frac{hc}{\lambda_0}$

(6) 使锂产生光电效应的极限波长 $\lambda_0 = 520\text{nm}$，以某一未知波长的光照在锂上，若测得光电子的初动能为 2.39eV，则该光的波长为(　　).

A. 130nm　　B. 260nm　　C. 350nm　　D. 510nm

(7) 某黑体的总辐出度为 $5.67\text{W}\cdot\text{cm}^{-2}$，那么该黑体的温度为(　　).

A. 1000 K　　B. 100 K　　C. 10 K　　D. 以上均不对

(8) 在康普顿效应中，若波长的改变量 $\Delta\lambda = 0.001215\text{nm}$，$\lambda_c = 0.00243\text{nm}$，则散射角为(　　).

A. $\varphi = \frac{\pi}{3}$　　B. $\varphi = \frac{\pi}{6}$　　C. $\varphi = \pi$　　D. $\varphi = \frac{\pi}{2}$

(9) 在康普顿效应中，若散射角 $\varphi = \pi$，$\lambda_c = 0.00243\text{nm}$，则波长的改变量 $\Delta\lambda$ 为(　　).

A. 0.00167nm　　B. 0.00486nm　　C. 0.00234nm　　D. 0.0nm

(10) 在康普顿效应中，若散射角 $\varphi = \frac{\pi}{2}$，则波长的改变量 $\Delta\lambda$ 为(　　).

A. λ_c　　B. $2\lambda_c$　　C. $\lambda_c/2$　　D. λ_c^2

(11) 光子动量的表达式，不正确的是(　　).

A. $p = mc$　　B. $p = \frac{h\nu}{c}$　　C. $p = \frac{h}{\lambda}$　　D. $p = \frac{h\nu}{c^2}$

(12) 电子显微镜中的电子从静止开始通过电势差为 U 的静电场加速后，其德布罗意波长是 0.04nm，则 U 约为(　　).

A. 150V　　B. 330V　　C. 630V　　D. 940V

(13) 电子显微镜中的电子(质量为 m)从静止开始通过电势差为 U 的静电场加速后，其德布罗意波长 λ 的表达式为(　　).

A. $\lambda = \frac{h}{\sqrt{meU}}$　　B. $\lambda = \frac{h}{\sqrt{2meU}}$　　C. $\lambda = \frac{h^2}{\sqrt{2meU}}$　　D. $\lambda = \frac{h}{2meU}$

(14) 如自我检测题(14)图所示，一束动量为 p 的电子通过缝宽为 a 的狭缝，在距离狭缝为 R 处放置一荧光屏，屏上衍射图样中央最大的宽度 d 等于(　　).

A. $2a^2/R$　　B $2ha/p$　　C. $2ha/(Rp)$　　D. $2Rh/(ap)$

(15) 如果两种粒子的频率相同，则这两种粒子的(　　).

A. 速度相同　　B. 能量相同　　C. 动量相同　　D. 动能相同

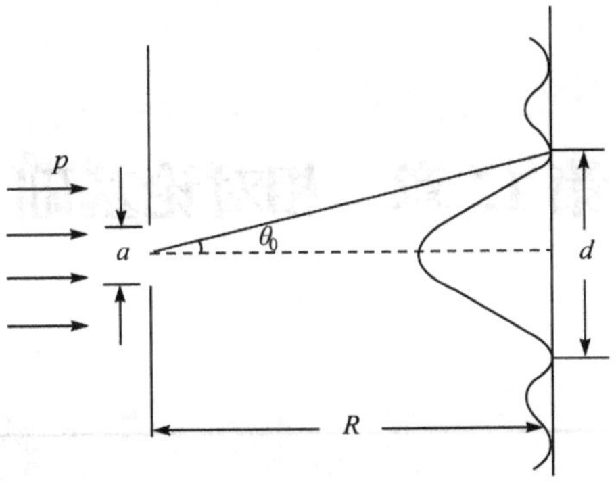

自我检测题(14)图

自我检测题答案 11

典型例题讲解微课 11

(沈阳药科大学　支壮志)

第 12 章　相对论基础

12.1　基本要求

(1) 掌握：狭义相对论的基本假设；洛伦兹变换、时间延缓、长度收缩和同时性的相对性等狭义相对论的时空观.

(2) 理解：狭义相对论的质速关系、质能关系、动能公式和能量-动量关系式.

(3) 了解：广义相对论的基本原理和时空观.

12.2　内容提要

1. 爱因斯坦假设

相对性原理——物理学规律在所有惯性系中都是相同的，或物理学定律与惯性系的选择无关，所有的惯性系都是等价的.

光速不变原理——光在真空中的速度相对于任何惯性系沿任一方向恒为 c.

2. 洛伦兹变换

发生在 P 点的某一事件在惯性系 S 中的时空坐标为(x,y,z,t)，在 S'中的时空坐标为(x',y',z',t')，那么坐标和时间变换式为

$$x'=\frac{x-ut}{\sqrt{1-\frac{u^2}{c^2}}},\qquad y'=y,\qquad z'=z,\qquad t'=\frac{t-\frac{u}{c^2}x}{\sqrt{1-\frac{u^2}{c^2}}}$$

速度变换关系为

$$v_x=\frac{v'_x+u}{1+\frac{u}{c^2}v'_x},\qquad v_y=\frac{v'_y}{1+\frac{u}{c^2}v'_x}\sqrt{1-\frac{u^2}{c^2}},\qquad v_z=\frac{v'_z}{1+\frac{u}{c^2}v'_x}\sqrt{1-\frac{u^2}{c^2}}$$

3. 相对论效应时空观

同时性的相对性：若 $\Delta t'=0$，$\Delta x'\neq 0$，$\Delta t=\dfrac{\frac{u}{c^2}\Delta x'}{\sqrt{1-\frac{u^2}{c^2}}}\neq 0$. 在一个惯性系异地同时发生的两个事件，在其他惯性系不同时. 在一个惯性系同时同地发生的两个事件，对其他惯性系都是同时的.

时间延缓效应：$\Delta t=t_2-t_1=\Delta t'\big/\sqrt{1-u^2/c^2}$，$\Delta t'$为原时或固有时间.

长度收缩效应：　$L=L'\sqrt{1-u^2/c^2}<L'$，L'为原长或固有长度.

4. 狭义相对论质点动力学

相对论中，动量形式上仍可写为 $p=mu$，但是 m 随物体运动速度不同而发生变化，$m=m_0\big/\sqrt{1-u^2/c^2}$，$m_0$ 为物体静止时的质量，于是 $p=m_0u\big/\sqrt{1-u^2/c^2}$，很明显，当 $u\ll c$ 时，它还原为经典力学中的形式. 相对论中运动物体的总能量表示为 $E=mc^2=m_0c^2\big/\sqrt{1-u^2/c^2}$，物体静止时的能量称为物体的静能 $E_0=m_0c^2$，则物体的动能就为总能与静能之差：$E_k=mc^2-m_0c^2$. 当物体质量发生变化时，物体能量发生变化，有 $\Delta E=\Delta mc^2$. 相对论中动量和能量之间的一个重要关系式为 $E^2=E_0^2+p^2c^2$. 相对论动力学的基本方程可写成 $\boldsymbol{F}=\Delta(m\boldsymbol{u})/\Delta t$，应注意 m 也是 u 的函数.

12.3　书后习题解答

12-1　以速度 v 相对地球做匀速直线运动的恒星所发射的光子相对于地球的速度是多少？为什么？

答　由光速不变原理，相对地球做匀速直线运动的恒星所发射的光子，其相对于地球的速度仍为 c.

12-2　在参考系 S 中，一个粒子沿直线运动，从坐标原点运动到了 $x=2\times10^8$m 处，经历时间为 $\Delta t=1.00$s，试计算该过程对应的固有时间.

解　以粒子为 S'系，S'系相对于 S 系的运动速度为 $u=x/\Delta t=2\times10^8\text{m}\cdot\text{s}^{-1}$，利用时间延缓效应知 $\Delta t=t_2-t_1=\Delta t'\big/\sqrt{1-u^2/c^2}$，有

$$\Delta t'=\sqrt{1-\left(\frac{2\times10^8}{3\times10^8}\right)^2}\approx 0.745\ (\text{s})$$

12-3　观察者甲和乙分别静止于两个惯性参考系 S 和 S'中，甲测得在同一地点发生的两个事件的时间间隔为 3s，而乙测得这两个事件的时间间隔为 5s，求：

(1) S' 系相对于 S 系的运动速度；

(2) 乙测得这两个事件发生地点的距离.

解 (1) 甲测得同一地点发生的两个事件的时间间隔为固有时间 Δt=3s，乙测得两个事件的时间间隔为观测时间 $\Delta t'$=5s，由时间延缓效应知

$$\sqrt{1-\left(\frac{u}{c}\right)^2}=\frac{\Delta t}{\Delta t'}=\frac{3}{5}$$

可得 S'系相对于 S 系的速度 u=0.8c.

(2) 由洛伦兹变换 $x'=(x-ut)\Big/\sqrt{1-u^2/c^2}$ ，乙测得两个事件的坐标差为

$$\Delta x'=\frac{\Delta x-u\Delta t}{\sqrt{1-\dfrac{u^2}{c^2}}}$$

由题意 Δx=0 有

$$\begin{aligned}\Delta x'&=-\frac{u\Delta t}{\sqrt{1-\left(\dfrac{u}{c}\right)^2}}\\&=-\frac{0.8c\times 3}{\sqrt{1-\left(\dfrac{4}{5}\right)^2}}\\&=-4c=-1.2\times 10^9(\mathrm{m})\end{aligned}$$

即两事件的距离为 $L=|\Delta x'|=1.2\times 10^9\,\mathrm{m}$.

12-4 π^-介子是不稳定粒子，从粒子产生到衰变所经历的时间称为粒子寿命. 测得静止π^-介子的平均寿命 τ_0=2×10^{-8}s. 某加速器产生的π^-介子以速率 u=0.6c 相对实验室运动. 求π^-介子衰变前在实验室中通过的平均距离.

解 以粒子产生、衰变为两个事件，在粒子系 S'的静止寿命为原时. 地面系 S 中的寿命为

$$\tau=\frac{\tau_0}{\sqrt{1-(u/c)^2}}=2.5\times 10^{-8}\ \mathrm{s}$$

平均距离 $d=u\tau=4.5(\mathrm{m})$.

12-5 桥洞宽为 w，一艘高速运动的船垂直于桥在河面上行驶，船的固有宽度为 $l_0(l_0>w)$，相对桥洞的速率为 u，若站在桥上的观察者认为此船的两侧可同时进入桥洞，问 u 的最小值是多少？

解 设桥为 S 系，船为 S'系. 桥上观测者测得船宽度为运动长度，由长度收缩效应可知

$$l=l_0\sqrt{1-\left(\frac{u}{c}\right)^2}$$

当 $l\leqslant w$ 时，可认为船的两侧可同时进入桥洞，则

$$l_0\sqrt{1-\left(\frac{u}{c}\right)^2} \leqslant w$$

因此，船相对桥洞的速率 u 的最小值为

$$u = c\sqrt{1-\left(\frac{w}{l_0}\right)^2}$$

12-6　设在宇宙飞船中的观察者测得脱离它而去的航天器相对其的速度为 $1.8\times10^8\text{m}\cdot\text{s}^{-1}$，同时，航天器沿同一方向发射一枚空间火箭，航天器中的观察者测得此火箭相对它的速度为 $1.2\times10^8\text{m}\cdot\text{s}^{-1}$.

(1) 求此火箭相对宇宙飞船的速度为多少；

(2) 如果以激光光束来替代空间火箭，此激光光束相对宇宙飞船的速度又为多少？请将上述结果与伽利略速度变换所得结果相比较，并理解光速是运动物体的极限速度.

解　设宇宙飞船为 S 系，航天器为 S'系，则 S'系相对 S 系的速度 u=$1.8\times10^8\text{m}\cdot\text{s}^{-1}$，空间火箭相对航天器的速度为 $v_x'=1.2\times10^8\text{m}\cdot\text{s}^{-1}$，激光束相对航天器的速度为光速 c.

(1) 由洛伦兹变换可得：空间火箭相对 S 系的速度为

$$v_x = \frac{v_x'+u}{1+\dfrac{u}{c^2}v_x'} \approx 2.42\times10^8\,\text{m}\cdot\text{s}^{-1}$$

(2) 激光束相对 S 系的速度为

$$v_x = \frac{c+u}{1+\dfrac{u}{c^2}c} = c$$

即激光束相对宇宙飞船的速度仍为光速 c，这是光速不变原理所预料的. 如果用伽利略变换，则有 v_x=c+u>c. 这表明对伽利略变换而言，运动物体没有极限速度，但对相对论的洛伦兹变换来说，光速是运动物体的极限速度.

12-7　设某微观粒子的总能量是静止能量的 q 倍，问其运动速度的大小是多少？

解　根据相对论的动能公式

$$mc^2 = qm_0c^2$$

所以

$$\frac{m_0c^2}{\sqrt{1-\dfrac{v^2}{c^2}}} = qm_0c^2$$

因此可以求出

$$v = \frac{c\sqrt{q^2-1}}{q}$$

12-8 (1) 在速度 v 满足什么条件下粒子的动量等于非相对论动量的三倍？(2) v 满足什么条件粒子的动能等于它的静止能量的二倍？

解 (1) 由题意得

$$\frac{m_0 v}{\sqrt{1-\frac{v^2}{c^2}}}=3m_0 v$$

由此得

$$v=\frac{2\sqrt{2}}{3}c$$

(2) 根据质能关系式 $E=mc^2=m_0c^2+E_k$，有

$$E_k=mc^2-m_0c^2$$

由题意知

$$E_k=2m_0c^2$$

于是

$$2m_0c^2=mc^2-m_0c^2$$

又

$$m=\frac{m_0}{\sqrt{1-\frac{v^2}{c^2}}}$$

所以

$$3m_0c^2=\frac{m_0c^2}{\sqrt{1-\frac{v^2}{c^2}}}$$

由此得

$$v=\frac{2\sqrt{2}}{3}c$$

12.4 典型习题及解答

1. 选择题

(1) 一列以速度 v 行驶的火车，火车中点 C'与站台中点 C 对准时，如果从站台首尾两端同时发出闪光，从 C'看来(　　).

A. 首部先发光　　B. 尾部先发光　　C. 首尾同时发光　　D. 无法确定

(2) 宇宙飞船相对于地面以速度 v 做匀速直线飞行，某一时刻飞船头部的宇航员向飞船尾部发出一个光信号，经过 t (飞船上的钟)时间后，被尾部的接收器收到，则由此可知飞船的固有长度为(　　).

A. $ct\sqrt{1-(v/c)^2}$　　B. $\dfrac{ct}{\sqrt{1-(v/c)^2}}$　　C. vt　　D. ct

(3) 一艘宇宙飞船相对于地面以 $0.8c$ (c 表示真空中光速)的速度飞行. 一光脉冲从船尾传到船头，飞船上的观察者测得飞船长度为 90m，地球上的观察者测得光脉冲从船尾发出和到达船头两事件的空间间隔为(　　).

A. 60m　　B. 720m　　C. 270m　　D. 54m

(4) 飞船 A 中的观察者测得飞船 B 正以 $0.4c$ 的速率尾随而来，一地面站测得飞船 A 的速率为 $0.5c$，则地面站测得飞船 B 的速率为(　　).

A. $0.75c$　　B. $0.9c$　　C. $0.1c$　　D. $2c$

(5) 一个电子(电子的静止质量为 9.1×10^{-31}kg)在电场中从静止开始加速，它应通过(　　)的电势差才能使其质量增加 0.4%.

A. 4000V　　B. 2000V　　C. 4500V　　D. 2500V

答　　案

(1) B；(2) D；(3) C；(4) A；(5) B.

2. 填空题

(1) 一名宇航员要到离地球 5 光年的星球去旅行. 如果宇航员希望把这路程缩短为 3 光年，则他所乘的火箭相对于地球的速度是________.

(2) 在 O 参考系中，有一个静止的正方形，其面积为 100cm^2. 观测者 O'以 $0.8c$ 的匀速度沿正方形的对角线运动，则 O'所测得的该图形的面积为________.

(3) 一名短跑选手在地球上以 10s 的时间跑完 100m，在飞行速度为 $0.98c$ 的飞船中的观察者看来，这名选手跑的距离为________(设飞船沿跑道的竞跑方向飞行).

(4) 火箭 A 和 B 分别以 $0.8c$ 和 $0.6c$ 的速度相对于地球向 $+x$ 方向和 $-x$ 方向飞行，则由火箭 B 测得 A 的速度为________.

(5) 某粒子在加速器中被加速到动能为其静止能量的 4 倍时，其质量 M 与静止质量 m 的关系为________.

答　　案

(1) $0.8c$；(2) 60cm^2；(3) -1.47×10^7 km；(4) $0.946c$；(5) $M=5m$.

3. 计算题

(1) 惯性参考系 S'相对另一惯性参考系 S 沿 x 轴做匀速直线运动，在 S 系中测得两事件的时空坐标分别为 $x_1=4\times10^4$m，$t_1=3\times10^{-4}$s 和 $x_2=10\times10^4$m，$t_2=2\times10^{-4}$s. 已知在 S'系中测得这两个事件同时发生，求：

① S'系相对 S 系的速度 u；

② S'系中测得的两事件的空间距离 $\Delta x'$.

解 ①由题意知

$$\Delta x = x_2 - x_1 = 6\times10^4\text{m},\qquad \Delta t = t_2 - t_1 = -1\times10^{-4}\text{s}$$

根据相对论效应

$$\Delta t' = \frac{\Delta t - \frac{u}{c^2}\Delta x}{\sqrt{1-\frac{u^2}{c^2}}} = 0$$

$$u = \frac{\Delta t}{\Delta x}c^2 = -1.5\times10^8\text{m}\cdot\text{s}^{-1}$$

②

$$\frac{1}{\sqrt{1-\frac{u^2}{c^2}}} = \frac{1}{\sqrt{1-\left(\frac{1.5}{3}\right)^2}} \approx 1.155$$

空间间隔为

$$\Delta x' = \frac{\Delta x - u\Delta t}{\sqrt{1-\frac{u^2}{c^2}}} \approx 5.2\times10^4\text{m}$$

(2) 在 8000m 的高层大气中产生了一个具有 2×10^{-6}s 平均寿命的 μ 子，μ 子以 $0.998c$ 的速度向地球运动，它衰变前能否到达地面?

解 考虑相对论效应，以地球为参考系，μ 子的平均寿命为

$$t = \frac{t_0}{\sqrt{1-\frac{v^2}{c^2}}} \approx 3.16\times10^{-5}\text{s}$$

其中 $t_0=2\times10^{-6}$s，$v=0.998c$. 则 μ 子的平均飞行距离为 $L=vt=9.46$km，所以 μ 子的飞行距离大于高度(8000m)，它衰变以前能到达地面.

(3) 一匀质矩形薄板，在它静止时测得其长为 p，宽为 q，质量为 M，由此可算出其面积密度为 $M/(pq)$. 假定该薄板沿其长度方向以接近光的速度 v 做匀速直线运动，此时再测算该矩形薄板的面积密度为多少?

解 当薄板以速度 v 沿其长度方向匀速直线运动时，相对于板静止的观察者测得该板的长为 $p' = p\sqrt{1-\frac{v^2}{c^2}}$ ，宽为 $q'=q$，此时板的质量

$$m = \frac{M}{\sqrt{1-\frac{v^2}{c^2}}}$$

则该板的面积密度为

$$\rho=\frac{m}{p'q'}=\frac{M}{\sqrt{1-\frac{v^2}{c^2}}}\frac{1}{p\sqrt{1-\frac{v^2}{c^2}}}\frac{1}{q}=\frac{M}{pq\left(1-\frac{v^2}{c^2}\right)}$$

(4) 某一宇宙射线中介子的动能 $E_k=7M_0c^2$，其中 M_0 是介子的静止质量，试求实验室中观察到它的寿命是它固有寿命的多少倍.

解　由题意可得

$$E_k=Mc^2-M_0c^2=7M_0c^2$$

所以

$$M=\frac{M_0}{\sqrt{1-\frac{v^2}{c^2}}}=8M_0,\quad \sqrt{1-\frac{v^2}{c^2}}=\frac{1}{8}$$

因此可以得到实验室中的寿命为

$$\tau=\frac{\tau_0}{\sqrt{1-\frac{v^2}{c^2}}}=8\tau_0$$

所以，实验室中观察到它的寿命是它固有寿命的 8 倍.

12.5　自我检测题

(1) 一位观察者测得一根沿长度方向匀速运动的米尺长度为 0.8m，则此米尺接近观察者的速度为(　　).

A. $0.8c$　　B. $0.6c$　　C. c　　D. $1.8c$

(2) ①对某观察者来说，发生在某惯性系中同一地点、同一时刻的两个事件，对于相对该惯性系做匀速直线运动的其他惯性系中的观察者来说，是否同时发生？②在某惯性系中发生于同一时刻、不同地点的两个事件，它们在其他惯性系中是否同时发生？(　　).

A. ①同时，②同时　　B. ①不同时，②同时

C. ①同时，②不同时　　D. ①不同时，②不同时

(3) K 系中沿 x 轴方向相距 3m 远的两处同时发生两个事件，在 K'系中上述两个事件相距 5m 远，则两惯性系间的相对速度为(　　)(c 为真空中光速).

A. $0.6c$　　B. $0.8c$　　C. $0.4c$　　D. $1.7c$

(4) 一静止长度为 100m 的飞船相对地球以 $0.6c$(c 表示真空中光速)的速度飞行，一光脉冲从船尾传到船头. 求地球上的观察者测得光脉冲从船尾发出和到达船头两个事件的空间间隔为(　　).

A. 60m　　B. 160m　　C. 200m　　D. 40m

(5) 有两只对准的钟，一只留在地面上，另一只带到以速率 v 飞行着的飞船上，则(　　).

A. 飞船上的人看到自己的钟比地面上的钟慢

B. 地面上的人看到自己的钟比飞船上的钟慢

C. 飞船上的人觉得自己的钟比原来走慢了

D. 地面上的人看到自己的钟比飞船上的钟快

(6) 某核电站年发电量为 1000 亿千瓦时，它等于 3.6×10^{17}J 的能量，如果这是由核材料的全部静止能转化产生的，则需要消耗的核材料的质量为(　　).

A. 8 kg　　B. 1.2 kg

C. 4 kg　　D. 以上都不正确

(7) 根据相对论力学，动能为 0.255MeV 的电子，其运动速度约为(　　)(c 表示真空中光速，电子的静能 $m_0c^2 = 0.51$MeV).

A. $0.75c$　　B. $0.6c$　　C. $2c$　　D. $1.6c$

(8) 当粒子的动能等于它的静止能量时，它的运动速度为(　　).

A. $\frac{5}{4}c$　　B. $\frac{\sqrt{3}}{2}c$　　C. $\frac{1}{2}c$　　D. $\frac{\sqrt{5}}{2}c$

自我检测题答案 12　　典型例题讲解微课 12

(天津医科大学　刘淑静)

第13章 核 物 理

13.1 基本要求

(1) 掌握：原子核的组成；衰变方式、衰变定律、放射性活度等性质和变化规律及相关概念；掌握各种衰变方程.

(2) 理解：原子核的结合能、比结合能的概念；衰变纲图、放射平衡、射线与物质相互作用.

(3) 了解：放射性核素发生器、辐射剂量及其放射防护.

13.2 内容提要

1. *原子核的基本性质*

(1) 原子核的电荷、质量、大小.

电子带电荷量为$-e(e=1.6\times10^{-19}\text{C})$. 核外电子数是该原子的原子序数$Z$,总核外电子的电荷量为$-Ze$,因此原子核所带的电荷量为$+Ze$. 用$e$作为单位时,原子核的电荷数为$Z$. 原子核的质量是原子质量与核外电子质量之差,用质谱仪测量原子的质量. 原子核是接近于球形的，通常用原子核半径来表示原子核的大小. 由于原子核半径很小(10^{-15}m 数量级)，无法用常规的方法测量，要通过原子核与其他粒子的相互作用间接测量原子核的大小，根据粒子与原子核相互作用力的不同，原子核半径有两种定义，即核力作用半径和核电荷分布半径.

(2) 原子核的自旋、磁矩及统计性质.

自旋：原子核具有的总角动量称为原子核的自旋. 自旋是原子核的一种内在属性，与核的外部运动状态无关. 原子核自旋角动量L_I的大小是 $L_I=\sqrt{I(I+1)}\hbar$；在空间给定方向z的投影L_{Iz}是量子化的，$L_{Iz}=m_I\hbar$，m_I称为磁量子数，可以取$2I+1$个值，$m_I=I, I-1, I-2, \cdots, -I+1, -I$.

核的磁矩：$m=\dfrac{g_\mathrm{I}e}{2m_\mathrm{p}}L_I=g_I\dfrac{e\hbar}{2m_\mathrm{p}}\sqrt{I(I+1)}=g_I\beta\sqrt{I(I+1)}$，$m_z=g_Im_I\beta$，$\beta=\dfrac{e\hbar}{2m_\mathrm{p}}$称为核磁子.

(3) 原子核的质量亏损、结合能.

质量亏损：我们把组成某一原子核的核子质量之和与该原子核的质量之差称为原子核的质量亏损.

用大写字母 $M(Z,A)$ 或 $M\left({}_{Z}^{A}\mathrm{X}\right)$ 表示核素的原子质量. 我们把自由核子组成原子核时所释放的能量，称为原子核的结合能：

$$B(Z,A)=[ZM(^{1}\mathrm{H})+(A-Z)m_{\mathrm{n}}-M(Z,A)]c^{2}$$

为了描述原子核单个核子结合时平均放出能量的大小，引入比结合能，即平均结合能：

$$\varepsilon=\frac{B(Z,A)}{A}$$

2. 原子核的放射性衰变、辐射剂量与辐射防护

原子核的放射性衰变：放射性核素衰变的方式有α衰变、β^-衰变、β^+衰变、电子俘获(electron capture，EC)、内转换(internal conversion，IT)等. 大多数放射性核素衰变都是几种衰变方式的组合，取决于原子核的物理特性.

(1) α衰变方程为

$${}_{Z}^{A}X\longrightarrow{}_{Z-2}^{A-4}Y+{}_{2}^{4}\mathrm{He}+Q$$

(2) β^-衰变及其β^+衰变.

β^-衰变的衰变方程如下：

$${}_{Z}^{A}X\longrightarrow{}_{Z+1}^{A}Y+{}_{-1}^{0}\mathrm{e}+\bar{\nu}+Q$$

β^-衰变的衰变产物为 Y、e 和$\bar{\nu}$. 衰变时所放出的衰变能将由这三个粒子带走，它们的发射方向所构成的角度是任意的，这样每个粒子带走的能量是不固定的. 因此β^-粒子携带的能量由 0 到 Q 连续分布，其平均能量约为最大能量的 1/3.

β^+衰变方程如下：

$${}_{Z}^{A}X\longrightarrow{}_{Z-1}^{A}Y+{}_{1}^{0}\mathrm{e}+\nu+Q$$

β^+粒子的能量与β^-衰变产生的β^-粒子能量一样，也是连续的，但其最大能量为 1.02MeV. 具有β^+衰变的核素几乎都是人工放射性核素.

(3) 电子俘获衰变. 有些原子核可以俘获一个轨道电子使核内一个质子转变成中子和中微子，解决质子数过多的矛盾，即

$${}_{1}^{1}\mathrm{p}+{}_{-1}^{0}\mathrm{e}\longrightarrow{}_{0}^{1}\mathrm{n}+\nu$$

相应的衰变方程为

$${}_{Z}^{A}X+{}_{-1}^{0}\mathrm{e}\longrightarrow{}_{Z-1}^{A}Y+\nu+Q$$

原子核的这种衰变方式称为轨道电子俘获，记作 EC. 故这样的衰变又称为 K 电子俘获.

(4) γ衰变和内转换. α衰变、β^-衰变、EC 衰变以及β^+衰变后，子核大部分处于激发态，并以γ射线的形式释放能量，跃迁到较低的能态或基态，这种跃迁叫γ衰变，又称

同质异能跃迁，则 ${}^{Am}_{Z}X$ 的 γ 衰变方程可表示为

$$ {}^{Am}_{Z}X \longrightarrow {}^{A}_{Z}X + \gamma $$

(5) 核素的衰变规律.

① 衰变规律. 放射性核素单位时间内衰变的原子核数与现有的原子核总数成正比，即在短时间 dt 内，若有 dN 个核衰变，则与原子核的总数 N 的关系如下：

$$ -\mathrm{d}N(t) = \lambda N(t)\mathrm{d}t $$

对上式进行积分，得

$$ N(t) = N_0 \mathrm{e}^{-\lambda t} $$

② 半衰期. 如果经过一段时间 T，放射性核素的数目减少到原有数目的一半，则称 T 为该放射性核素的半衰期，它也是表示放射性核素衰变快慢的物理量. T 与 λ 之间的关系式为 $T = \frac{\ln 2}{\lambda} \approx \frac{0.693}{\lambda}$.

物理半衰期 T、生物半衰期 T_{b} 和有效半衰期 T_{e} 三者的关系为

$$ \frac{1}{T_{\mathrm{e}}} = \frac{1}{T} + \frac{1}{T_{\mathrm{b}}} $$

平均寿命 $\tau = \frac{1}{N}\int_{N_0}^{0} -\mathrm{d}Nt = \frac{1}{N}\int_{0}^{-\infty} \lambda N t \mathrm{d}t$ ，代入 $N = N_0 \mathrm{e}^{-\lambda t}$ 得平均寿命 $\tau = \frac{1}{\lambda}$.

③ 放射性活度. 常用单位时间内衰变的原子核的数目来表示放射性活度，用符号 A 表示，则

$$ A = -\frac{\mathrm{d}N(t)}{\mathrm{d}t} = \frac{\mathrm{d}\left(N_0 \mathrm{e}^{-\lambda t}\right)}{\mathrm{d}t} = \lambda N_0 \mathrm{e}^{-\lambda t} = \lambda N(t) $$

其中， $A_0 = \lambda N_0$ 是放射性物质在 $t = 0$ 时刻的放射性活度. 可见，若某时刻母核数为 N，则该时刻的放射性活度为 $A = \lambda N$. 如果采用半衰期表示，则 $A = A_0 \mathrm{e}^{-\lambda t}$.

(6) 放射性药物的产生. 目前，医用放射性核素的来源主要有三个方面：核反应堆、加速器和放射性核素发生器.

(7) 辐射剂量与辐射防护.

① 吸收剂量 $D = \frac{\mathrm{d}E}{\mathrm{d}m}$. 吸收剂量的 SI 制单位是 Gy.

② 照射量

$$ X = \frac{\mathrm{d}Q}{\mathrm{d}m} $$

式中，dQ 是射线在质量 dm 的干燥空气中形成的任何一种符号(正或负)离子的总电量. 照射量的单位是库仑 · 千克$^{-1}$(C · kg^{-1}). 它是用来量度 X(γ) 射线对空气电离程度的一个物理量.

③ 当量剂量

$$ H_{\mathrm{T}} = w_{\mathrm{R}} \cdot D_{\mathrm{T \cdot R}} $$

H 的 SI 制单位为 Sv.

④ 辐射防护原则与措施：正当性、最优化、剂量限制.

(8) 放射性核素在医学中的应用. 目前在临床上广泛应用的放射性核素成像设备有三种：γ照相机、单光子发射计算机体层仪和正电子发射体层仪，放射治疗主要有碘-131治疗、钴-60 治疗和 γ 刀治疗.

3. 放射线测量基本原理与医学应用

(1)放射性衰变的统计特性：相对误差是标准误差与相应的测量计数之比，即

$$\nu=\frac{\sigma}{N}=\frac{\sqrt{N}}{N}=\frac{1}{\sqrt{N}}\times 100\%$$

误差传递公式见表 13-1.

表 13-1 常用函数标准误差的计算公式

函数	标准误差
$Z=X+Y$	$\sigma_Z=\sqrt{\sigma_X^2+\sigma_Y^2}$
$Z=X-Y$	$\sigma_Z=\sqrt{\sigma_X^2+\sigma_Y^2}$
$Z=X\times Y$	$\sigma_Z=(X\times Y)\sqrt{(\sigma_X/X)^2+(\sigma_Y/Y)^2}$
$Z=X/Y$	$\sigma_Z=(X/Y)\sqrt{(\sigma_X/X)^2+(\sigma_Y/Y)^2}$

计数率误差：平均计数率 n 的标准误差 σ_n 和相对误差 ν_n 分别由下式表示

$$\sigma_n=\sqrt{N}/t=\sqrt{nt}/t=\sqrt{n/t}$$

$$\nu_n=\frac{\sqrt{n/t}}{n}=\sqrt{\frac{1}{nt}}=\sqrt{\frac{1}{N}}$$

样品净计数率的误差

$$\sigma_n=\sqrt{N_c/t_c{}^2+N_b/t_b{}^2}=\sqrt{n_c/t_c+n_b/t_b}$$

(2) 医用核辐射探测器.

分类：气体探测器、半导体探测器、闪烁探测器.

(3) 能量分辨率和探测效率.

①能量分辨率：放大器输出脉冲幅值与入射 γ 射线的能量成正比，也就是说，对于相同能量的 γ 射线，如果在探测器内损失全部能量，则输出的脉冲幅值相同. 其定义为半高宽相对峰值处的射线能量的百分比，即

$$R=\frac{\text{FWHM}}{E}\times 100\%$$

② 探测效率：探测效率(ε)是指探测系统探测到的粒子数与放射源发射的粒子数之

比. 影响探测效率的因素主要是探测系统的几何效应，即几何效应可近似表示为

$$g = \frac{\pi r^2}{4\pi R^2}$$

(4) γ 射线能谱.

γ 射线与物质相互作用主要表现为光电效应、康普顿效应和电子对效应，而这些效应的次级电子使 NaI(Tl)晶体发光而产生电脉冲信号. 对于光电效应产生的光电子，其能量等于 γ 射线能量减去轨道电子的结合能，然而轨道电子的逸出很快就会由外层电子的跃入填充，同时放出特征 X 射线. 大部分的这种 X 射线又被晶体吸收而产生光电子，而且这一过程的时间极短. 这样，X 射线产生的光电子与 γ 射线产生的光电子几乎同时使 NaI(Tl)激发，形成的电脉冲信号幅值正比于全部 γ 射线能量，由此形成的能谱峰称为光电峰，又称全能峰.

4. 放射线的医学应用

放射线可以在医学上进行放射诊断和治疗. 放射诊断主要是指放射性核素成像，简称核素成像，它是一种利用放射性核素示踪方法显示人体内部结构、功能的医学影像技术. 它的基本原理是：用不同的放射性核素制成标记化合物注入人体，在体外对体内核素发射的γ射线进行跟踪探测，可以获得反映放射性核素在脏器或组织中的浓度分布及其随时间变化的图像. 目前在临床上广泛应用的放射性核素成像设备有三种：γ照相机、单光子发射计算机体层仪和正电子发射体层仪.

13.3 书后习题解答

13-1 实验发现，如果把原子核看作 A 个小硬球挤在一起形成的球形，则球的半径与核的质量数 A 的关系是 $R = r_0 A^{1/3}$，其中 $r_0 = 1.2\times10^{-15}\text{m}$.

(1) 证明：各种原子核的密度都大致相等.

(2) 计算原子核的密度.

解 (1) 因球体积 V 与其半径 R 的 3 次方成正比，所以原子核的体积为

$$V = \frac{4}{3}\pi R^3 = \frac{4}{3}\pi r_0^{\ 3} A$$

即

$$V \propto A$$

如果一个原子核中有 A 个核子，则原子核的质量 M 为

$$M = mA$$

其中 $m = 1.67\times10^{-27}\,\text{kg}$ 为一个核子的质量. 于是，核密度为

$$\rho = \frac{M}{V} = \frac{mA}{4\pi r_0^{\ 3} A/3} = \frac{3m}{4\pi r_0^{\ 3}}$$

上式表明核密度与质量数 A 无关，即各种核的密度都大致相等.

(2) 将 m 和 r_0 的数值代入，得到

$$\rho = 2.3 \times 10^{17} \mathrm{kg \cdot m^{-3}}$$

这一数值比地球的平均密度大约 10^{14} 倍!

13-2 计算 $^{232}_{90}\mathrm{Th}$ 原子核的核子平均结合能. 已知 $^{232}_{90}\mathrm{Th}$ 的原子质量为 232.03821u，氢原子 H 和中子 n 的质量分别为 1.007830u 和 1.008665u.

解 $^{232}_{90}\mathrm{Th}$ 核的质量亏损为

$$\Delta m = ZM_{\mathrm{H}} + (A - Z)m_{\mathrm{n}} - M_{\mathrm{X}}$$

其中

Z=90，A=232，M_{X}=232.03821u，M_{H}=1.007830u，m_{n}=1.008665u

将这些数据代入上式可算得质量亏损为

$$\Delta m = 1.89692\mathrm{u}$$

核子的平均结合能为

$$\overline{\varepsilon}_0 = \frac{\Delta mc^2}{A} = \frac{1.89692 \times 931.501}{232} \approx 7.61631\,(\mathrm{MeV})$$

13-3 太阳因核聚变会释放出能量，从而质量不断减少，设太阳每秒钟辐射出的能量为 4×10^{26}J，根据爱因斯坦质能方程，太阳每秒钟减少的质量是多少?

解 由爱因斯坦质能方程 $\Delta E = \Delta mc^2$ 可知，太阳每秒钟辐射的能量所对应的减少的质量为

$$\Delta m = \Delta E / c^2 = (4\times10^{26}\,\mathrm{J})/(3\times10^{8}\,\mathrm{m \cdot s^{-1}})^2 = 4.44\times10^{9}\,\mathrm{kg}$$

因此，太阳每秒钟减少的质量是 4.44×10^9kg.

13-4 计算经过多少个半衰期，某种放射性核素数量可以减少到原来的 1%(已知 ln100≈4.605，ln2≈0.6932).

解 由公式 $N = N_0\left(\frac{1}{2}\right)^{\frac{t}{T}}$ 可知

$$\frac{N}{N_0} = \left(\frac{1}{2}\right)^{\frac{t}{T}}, \qquad \frac{t}{T} = \frac{\ln\frac{N}{N_0}}{\ln\frac{1}{2}}$$

当放射性核素数量减少到原来的 1%时,

$$\frac{N}{N_0} = 1\%$$

$$\frac{t}{T}=\frac{\ln\frac{1}{100}}{\ln\frac{1}{2}}=\frac{\ln 1-\ln 100}{\ln 1-\ln 2}=\frac{\ln 100}{\ln 2}\approx\frac{4.605}{0.6932}\approx 6.643$$

即经过 6.643 个半衰期，放射性核素可以减少到原来的 1%.

13-5 ^{32}P 的半衰期是 14.3d，求它的衰变常数和平均寿命.

解 衰变常数

$$\lambda=\frac{0.693}{14.3\,\mathrm{d}}\approx 0.04846\mathrm{d}^{-1}$$

平均寿命 $\tau=\frac{1}{\lambda}$=20.6d.

13-6 $^{226}_{86}Ra$ 的半衰期为 1.6×10^3a，如果一个样品在某时刻含有 3.0×10^{16} 个 $^{226}_{86}Ra$ 核，计算这一时刻其放射性活度.

解 $T_{1/2}=\frac{\ln 2}{\lambda}\approx\frac{0.693}{\lambda}$，$\lambda=\frac{0.693}{1.6\times10^3\times365\times24\times3600}\approx 1.373\times10^{-11}(\mathrm{s}^{-1})$

$$A=\lambda N\approx 4.12\times10^5\ \mathrm{Bq}$$

13-7 胶体金 Au-198 可用来做肝扫描检查，它的半衰期为 2.7d，样品存放 3.9d 后，计算金核素的量 N 为 3.9d 前的多少倍.

解 由公式 $N=N_0\left(\frac{1}{2}\right)^{\frac{t}{T}}$，$\frac{N}{N_0}=\left(\frac{1}{2}\right)^{\frac{t}{T}}=\left(\frac{1}{2}\right)^{\frac{t}{2.7}}=0.37$，解得 $t\approx3.9$d，即存放 3.9d 后金核素的量为之前的 37%.

13-8 某放射性样品包含 3.50μg 纯 $^{11}_{6}C$，其半衰期为 20.4min.

(1) 计算最初的原子核数;

(2) 计算最初的放射性活度及 8h 后的活度.

解 (1)
$$N_0=\frac{m}{M}N_A=\frac{3.5\times10^{-6}}{11}\times6.02\times10^{23}\approx1.92\times10^{17}$$

(2)
$$A_0=\lambda N_0=\frac{\ln 2}{T_{1/2}}N_0=\frac{\ln 2}{20.4\times60}\times1.92\times10^{17}\approx1.087\times10^{14}\ (\mathrm{Bq})$$

$$A=N_0\left(\frac{1}{2}\right)^{\frac{t}{T}}=1.087\times10^{14}\times\left(\frac{1}{2}\right)^{\frac{8\times60}{20.4}}=8.98\times10^6(\mathrm{Bq})$$

13-9 分别计算经过多少个半衰期某种放射性核素数量可以减少到原来的 1%、0.1%.

解 半衰期就是强度衰减到一半的时间.

$$N=N_0\left(\frac{1}{2}\right)^{t/T}=N_0\left(\frac{1}{2}\right)^{n}$$

$$\ln\frac{N}{N_0}=n\ln\frac{1}{2}\Rightarrow n=-\frac{\ln\frac{N}{N_0}}{\ln 2}$$

当$\frac{N}{N_0}=0.01$时，有

$$n=-\frac{\ln 0.01}{\ln 2}\approx 6.6$$

当$\frac{N}{N_0}=0.001$时，有

$$n=-\frac{\ln 0.001}{\ln 2}\approx 10$$

分别经过 6.6 个、10 个半衰期，某种放射性核素数量可以减少到原来的 1%、0.1%.

13-10 一种物理半衰期为 10d 的患者服用的放射性核素，测得其有效半衰期为 6d. 该核素的生物半衰期是多少？

解 物理半衰期T、生物半衰期T_b和有效半衰期T_e之间的关系由式(13-15)给出，即$T_e=\frac{TT_b}{T+T_b}$，由题意可知，物理半衰期$T=10\text{d}$，有效半衰期$T_e=6\text{d}$，所以生物半衰期T_b为$T_b=\frac{TT_e}{T-T_e}=\frac{10\times 6}{10-6}=15(\text{d})$，该核素的生物半衰期是 15d.

13-11 氚有β^-衰变，半衰期为 12.3a. 写出其衰变方程式并求出经过 17.75a 前后放射性强度的关系.

解 氚的β^-衰变反应方程为

$${}_1^2\text{H}\longrightarrow {}_2^2\text{He}+{}_{-1}^{0}\text{e}+\bar{\nu}_e+\gamma$$

由衰变方程$N=N_0\text{e}^{-\lambda t}$，得

$$\frac{N}{N_0}=\text{e}^{-\lambda t}$$

$$\ln\frac{N}{N_0}=-\lambda t=-\frac{0.693}{T}t=-\frac{0.693}{12.3}\times 17.75\approx -1$$

所以

$$\frac{N}{N_0}=\frac{A}{A_0}=\text{e}^{-1}=0.368$$

即经过 17.75a 后放射性强度变为原来的 36.8%.

13-12 考古发现了古生物遗骸，测量其 ^{14}C 的β^-放射性，得到每千克遗骸样品的放射性活度为 133.3Bq. 为断定该遗骸生活的年代，测量了现今仍然存活的同类生物体的 ^{14}C 的β^-放射性活度，得到每千克样品为 208.3Bq. 试问该古生物遗骸生活的年代距今

多少年？

解　已知 ^{14}C 的半衰期为 5730a. 半衰期 T 与衰变常量 λ 的关系为

$$\lambda = \frac{0.693}{T}$$

根据题意，该生物遗骸在刚死亡时，其体内所包含的 ^{14}C 的放射性活度与现今活着的同类生物体的 ^{14}C 的放射性活度是相同的，经过时间 t，^{14}C 的放射性活度减弱为 133.3Bq. 根据衰变规律，放射性活度是随时间按指数规律衰减的，即

$$A = A_0 e^{-\lambda t}$$

由上式可以解出时间 t，得到

$$t = \frac{1}{\lambda}\ln\frac{A_0}{A} = \frac{T}{0.693}\ln\frac{208.3}{133.3} = \frac{5730}{0.693}\times 0.4464 \approx 3691\,(\mathrm{a})$$

该生物遗骸死亡的时间距今有 3691 年.

13.4　典型习题及解答

1. 选择题

(1) 平均结合能 ε 高低不同的两种核相比，其内核子的平均质量 $\bar{m}$ 大小为(　　).

A. ε 越大，$\bar{m}$ 越小　　B. ε 越小，$\bar{m}$ 越小

C. ε 越大，$\bar{m}$ 不变　　D. 以上均不对

(2) 就核能利用而言，原子核平均结合能曲线给人们的启示是(　　).

A. 中等质量的核分裂能释放能量

B. 中等质量的核聚合能释放能量

C. 轻核聚合、重核分裂均能释放能量

D. 以上均不对

(3) 轻核聚合、重核分裂均能释放能量，是因为其前后(　　).

A. 核质量均会增加　　B. 核质量均会亏损

C. 核子数均会减少　　D. 核的动能均会减少

(4) ^{99}Tc 与 ^{99m}Tc 相比(　　).

A. 中子数不同　　B. 质子数不同　　C. 质量数不同　　D. 仅所处能级不同

(5) $^{113}_{50}Sn$(锡)发生 β 衰变生成的 $^{113}_{49}In$(铟)可处于 0.647MeV 和 0.392MeV 两个能级，基态能量为 0，可能发射的 γ 光子能量为(　　).

A. 0.647MeV、0.392MeV、0.255MeV

B. 0.647MeV、0.392MeV

C. 0.255MeV、0.392MeV

D. 0.647MeV、0.255MeV

(6) 下列衰变不产生新核素的是(　　).

A. α 衰变　　B. β 衰变　　C. β^+衰变　　D. γ 衰变

(7) ${}_{Z}^{A}X$ 发生 β^+衰变后子核为(　　).

A. ${}_{Z+1}^{A}Y$　　B. ${}_{Z-1}^{A}Y$　　C. ${}_{Z}^{A+1}Y$　　D. ${}_{Z-1}^{A-1}Y$

(8) β^+衰变发射的粒子为(　).

A. 电子和中微子　　B. 电子和反中微子

C. 正电子和中微子　　D. 正电子和反中微子

(9) 改变一种原子核放射性衰变的方式和速度的方法有(　　).

A. 让其升温　　B. 让其发生化学变化

C. 让其降温　　D. 以上方法均不可能

(10) 衰变常量的含义是(　　).

A. 单位时间核衰变的个数　　B. 衰变核数与现存核数之比

C. 核衰变的快慢　　D. 实际上就是核的平均寿命

(11) 设某核的半衰期为 6.93d，现有 10^{18} 个核，放射性活度为(　　).

A. 10^{17}Bq　　B. 10^{16}Ci　　C. 2.351×10^{12}mCi　　D. 1.157×10^{12}Bq

(12) 设某种原子核的平均寿命为 10^6s，经过 2.079×10^6s，衰变的核数为原来的(　　).

A. 1/8　　B. 7/8　　C. 1/4　　D. 3/4

(13) 放射性活度相同的两放射源，半衰期之比为 4，则原子核数的比值为(　　).

A. 4　　B. 1/4　　C. 16　　D. 1/16

答　案

(1) A；(2) C；(3) B；(4) D；(5) A；(6) D；(7) B；(8) C；(9) D；(10) C；(11) D；(12) B；(13) A.

2. 填空题

(1) ${}_{88}^{226}$Ra 有__________个质子、__________个中子、__________个核子，原子序数为__________. 核的质量数和电荷数分别以__________、__________为单位.

(2) 质子数相同、质量数不同的核素互为__________素.

(3) 各种核素最大平均结合能的数值约为__________，具有最大平均结合能的原子核的质量范围为__________. 平均结合能最大意味着__________.

(4) 核力的基本性质是________________.

(5) α 粒子是________,β 粒子是________,β^+粒子是________,γ 粒子是________.

(6) 核衰变形成的子核处于激发态时可能发生三种衰变为__________、__________、__________，分别放射出__________.

(7) α 衰变的衰变式为________________. 子核相对于母核在元素周期表中的位置是__________. 其衰变能主要成为__________的动能.

(8) β^-衰变的衰变式为______________，发射出的粒子是__________.

(9) 中子数过少的核 ${}_Z^AX$ 可发生__________和__________两种衰变，产生的子核为__________.

(10) 放射性活度的大小取决于__________，其单位为__________和__________. 两个单位之间关系为__________.

答 案

(1) 88，138，226，88，u，e；(2) 同位；(3) 8.6 MeV，40～120，该核最稳定；(4) 强相互作用力，短程力，具有饱和性，与电荷无关；(5) 氦核，电子 e^-，正电子 e^+，光子；(6) γ 衰变，内转换，电子对内转换；γ 光子，内转换电子，一对正、负电子；(7) ${}_Z^AX \longrightarrow {}_{Z-4}^{A-4}Y + {}_2^4\text{He} + Q$，前移位，α 粒子；(8) ${}_Z^AX \longrightarrow {}_{Z+1}^{A}Y + e^- + \overline{\gamma} + Q$，电子、反中微子；(9) β 衰变，电子俘获；质量数不变，电荷数减 1；(10) 衰变常量或半衰期或平均寿命及当时存在的核数，居里(Ci)，贝可(Bq)，1 Ci=3.7×10^{10}Bq.

3. 计算题

(1) 已知 ^{210}Po 的半衰期为 138.4d，问 1μg^{210}Po 的放射性活度为多少贝可？

解

$$N = \frac{m}{M}N_A = \frac{10^{-6}}{210}\times 6.022\times10^{23} = 2.87\times10^{15}$$

$$A = \lambda N = \frac{\ln 2}{138.4\times24\times3600}\times2.87\times10^{15} = 1.66\times10^{8}\ (\text{Bq})$$

(2) 实验测得纯 ^{235}U 样品的放射性比活度为 80.0Bq · mg^{-1}，试求 ^{235}U 的半衰期.

解

$$T = \frac{\ln 2}{\lambda} = \frac{N\ln 2}{A'}$$

$$N = \frac{10^{-3}}{M}\cdot N_A$$

得

$$T = \frac{10^{-3}\ln 2}{M\cdot A'}\cdot N_A$$

代入数据得

$$T = 2.219\times10^{16}\text{s} \approx 7.04\times10^{8}\text{a}$$

(3) 已知 ^{224}Ra 的半衰期为 3.66d，问 1 天和 10 天分别衰变了多少份额？若开始有 1μg，问 1 天和 10 天中分别衰变掉多少原子？

解 剩余核数

$$N(t) = N_0 e^{-\lambda t}$$

衰变掉的核数

$$N'(t) = N_0 - N(t) = N_0\left(1 - e^{-\lambda t}\right)$$

① 衰变份额

$$\frac{N'(1)}{N_0}=1-\mathrm{e}^{-\frac{\ln 2}{3.66}\times 1}\approx 17.2\%$$

$$\frac{N'(10)}{N_0}=1-\mathrm{e}^{-\frac{\ln 2}{3.66}\times 10}\approx 85\%$$

② 衰变原子数

$$N'(1)=N_0\left(1-\mathrm{e}^{-\lambda t}\right)=\frac{10^{-6}}{224}\times 6.022\times 10^{23}\times 17.2\%\approx 4.62\times 10^{14}$$

$$N'(10)=N_0\left(1-\mathrm{e}^{-\lambda t}\right)=\frac{10^{-6}}{224}\times 6.022\times 10^{23}\times 85\%\approx 2.29\times 10^{15}$$

(4) 经测定，一出土古尸的 ^{14}C 的相对含量为现代人的 80%，求该古代人的死亡年代.

解 可设该古代人是在 t 年前死亡的，由此可得

$$N_1\cdot \mathrm{e}^{-\lambda t}=0.8\times N_2$$

$$\lambda=\frac{\ln 2}{T}$$

$$t\approx\frac{-\ln 0.8\times T}{\ln 2}$$

代入数据可得

$$t\approx 1844.6\mathrm{a}$$

(5) 由质量亏损计算 ^{2}H 的结合能和平均结合能.

解

$$B(Z,A)=\Delta Mc^2=(ZM(^1\mathrm{H})+(A-Z)m_n-M(Z,A))c^2$$
$$=Z\Delta(^1\mathrm{H})+(A-Z)\Delta(n)-\Delta(Z,A)$$

$$\varepsilon=\frac{B(Z,A)}{A}$$

$$B(^2\mathrm{H})=(1.007825+1.008665-2.014102)\times 931.494\approx 2.224\ (\mathrm{MeV})$$

$$\varepsilon(^2\mathrm{H})=1.112\ \mathrm{MeV}$$

13.5 自我检测题

(1) 已知氦核的平均结合能为 7.07MeV，则它的结合能是(　　).

A. 7.07MeV　　B. 14.1MeV　　C. 21.2MeV　　D. 28.28MeV

(2) 对一种放射性同位素而言，平均寿命与衰变常数的关系为(　　).

A. 成正比　　B. 成反比　　C. 相等　　D. 两者无关

(3) 在衰变方程 ${}_{Z}^{A}X \longrightarrow {}_{Z-1}^{A}Y + x + \nu + Q$ 中，衰变产物 x 应为(　　).

A. α粒子　　B. 正电子　　C. 负电子　　D. γ射线

(4) 不稳定核素单位时间内衰变的核子数目(　　).

A. 与原有的核子数 N_0 成正比　　B. 与现存的核子数 N 成正比

C. 与衰变时间 t 成正比　　D. 与现存的核子数 N 按指数规律变化

(5) 放射性同位素衰变的快慢与下列哪个因素有关？(　　)

A. 温度　　B. 放射性物质本身

C. 压强　　D. 化学反应

(6) 氡-222 衰变为钋-218 的半衰期为 3.8d，20g 氡-222 经 7.6 天后还剩下(　　).

A. 10g　　B. 5g　　C. 2.5g　　D. 1.25g

(7) 某放射性同位素样品，在 21 天里衰变掉 7/8，它的半衰期是(　　).

A. 3d　　B. 5.25d　　C. 7d　　D. 10.5d

(8) 若元素 A 的半衰期为 4d，元素 B 的半衰期为 5d，则相同质量的 A 和 B，经过 20 天后，剩下的质量之比 $m_A : m_B$ 为(　　).

A. 30：31　　B. 31：30　　C. 1：2　　D. 2：1

(9) 放射性同位素 ${}_{11}^{24}Na$ 的样品经过 6h 后还剩下 1/8 没有衰变，它的半衰期是(　　).

A. 2h　　B. 1.5h　　C. 1.17h　　D. 0.75h

(10) ${}_{90}^{232}Th$ (钍)经过一系列 α 和 β 衰变成为 ${}_{82}^{208}Pb$ (铅)，则(　　).

A. 铅核比钍核多 8 个质子

B. 铅核比钍核少 24 个中子

C. 共经过 4 次 α 衰变和 6 次 β 衰变

D. 共经过 6 次 α 衰变和 4 次 β 衰变

自我检测题答案 13　　　　典型例题讲解微课 13

(长治医学院　苏晋)

第 14 章　X 射线和激光

14.1　基本要求

(1) 掌握：X 射线的强度和硬度；X 射线产生的机制和 X 射线的衰减规律.

(2) 理解：X 射线产生的条件以及 X 射线的基本性质；激光的产生原理.

(3) 了解：X 射线在医学上的应用，特别是 X-CT 的原理；激光的特性和激光器的构成.

14.2　内容提要

1. X 射线的产生及其基本性质

(1) X 射线产生的基本条件：有高速运动的电子流；有适当的障碍物——靶物质.

(2) X 射线机的组成：X 射线管、高压电源、低压电源等.

(3) X 射线管：高真空(真空度小于 10^{-4}Pa)的硬质玻璃管，管内封入阴极(灯丝)和阳极(靶物质).

X 射线管的三个电学特性技术指标：管电压、管电流、灯丝电流.

管电压：X 射线管阴极和阳极之间的电压.

管电流：阴极发射热电子在加速电场的作用下形成向阳极定向移动的高速电子流，由此形成的电流.

灯丝电流：X 射线管阴极灯丝上所产生的大电流(几安培到十几安培).

(4) X 射线的基本性质：贯穿作用、荧光作用、电离作用、生物效应、光化学作用.

(5) X 射线的强度和硬度.

X 射线的强度：是指单位时间内通过与 X 射线方向垂直的单位面积上的 X 射线能量，它与单位时间内通过与 X 射线方向垂直的单位面积上的 X 射线光子数目的多少和每个 X 射线光子能量的大小有关；取决于灯丝电流和管电压，一般用 I 表示

$$I = \sum_{i=1}^{n} N_i h\nu_i = N_1 h\nu_1 + N_2 h\nu_2 + \cdots + N_n h\nu_n$$

X 射线的硬度：是 X 射线的贯穿能力，它只取决于 X 射线中单个 X 射线光子能量 $h\nu_i$ 的大小，而与 X 射线光子数目多少无关；仅取决于管电压.

2. X 射线谱由连续谱和标识谱构成

(1) 连续 X 射线谱：当高速电子与原子核强电场发生作用时，损失的部分动能转化

为 X 射线光子的能量($h\nu$)辐射出去，这就是韧致辐射；又由于各个电子与原子核强电场作用前的动能各不相同，与原子核强电场作用时相对位置也不同，所以每个电子损失的动能亦不同，辐射出来的 X 射线光子能量具有各种各样的数值，从而形成具有各种波长的连续 X 射线谱.

阴极电子被管电压 U 加速获得最大动能 $E = eU$ ，若电子能量全部转化为一个 X 射线光子的能量，则有 $E = eU = h\nu$ ，结合 $c = \lambda\nu$ ，有

$$\lambda_{\min} = \frac{hc}{e} \cdot \frac{1}{U}$$

即短波极限为

$$\lambda_{\min} = \frac{1.242}{U\,(\mathrm{kV})}\,(\mathrm{nm})$$

(2) 标识 X 射线谱：当高速电子动能足够大时，就有机会与原子的内层轨道电子发生作用，结果使原子能跃迁产生特征辐射谱线，称为标识 X 射线谱，谱线位置由原子能级结构特征来决定.

3. X 射线与物质的作用及其应用

(1) 布拉格定律.

当 X 射线入射晶体时，晶体中的原子将入射 X 射线散射，每一个原子成为新的散射波源，其中波长相同的散射波会产生叠加、干涉，形成特定空间区域加强的衍射光束.

$$2d\sin\theta = k\lambda$$

(2) X 射线的吸收.

① 康普顿效应：康普顿效应又称康普顿散射，体现了 X 射线通过物质时的散射情形. 散射光子波长变化值与散射角度的关系式为

$$\Delta\lambda = \frac{2h}{m_0 c}\sin^2\left(\frac{\varphi}{2}\right)$$

② 光电效应：X 射线入射物质时，X 射线光子把全部能量传递给原子的电子，一部分能量使电子挣脱原子核的束缚能，剩余能量转化为电子动能，使电子逸出成为自由电子. 光电效应方程为

$$h\nu = E_e + W$$

③ 电子对效应：高能 X 射线光子经过原子核附近时，在原子核的库仑电场作用下，可以转化为一个正电子和一个负电子，此过程称为电子对效应.

(3) 单能 X 射线的衰减.

$$I = I_0 e^{-\mu_m x_m}$$

式中 x_m 称为质量厚度，单位为 $g \cdot cm^{-2}$ ，质量厚度 x_m 表示在 X 射线行进路线上，单位面积、厚度为 x 的吸收层的质量.

半价层：使 X 射线强度衰减一半的物质厚度，称为该物质的半价层，记作 $x_{1/2}$.

衰减规律亦可变为

$$I = I_0\left(\frac{1}{2}\right)^{\frac{x}{x_{1/2}}}, \quad I = I_0\left(\frac{1}{2}\right)^{\frac{x_m}{x_{m1/2}}}$$

(4) 质量吸收系数与波长和原子序数的关系.

物质的质量吸收系数为

$$\mu_m = CZ^{\alpha}\lambda^3$$

式中 C 是常数；Z 为物质原子序数，其指数 α 通常在 3 与 4 之间，一般取 4；λ 为 X 射线的波长.

(5) X 射线的防护.

时间防护、距离防护、屏蔽防护.

(6) X 射线的医学应用.

X 射线摄影：将透射 X 射线投射到照相胶片上，利用 X 射线的感光作用，可以使胶片显示出明暗不同的影像.

数字减影血管造影(DSA)：将选影前后获得的数字图像进行数字减影，在减影图像中消除骨骼和软组织结构，使浓度很低的对比剂充盈的血管在减影图像中被显现出来.

X 射线计算机断层成像(X-CT)：体素的吸收系数 μ 值大小的坐标分布所对应而成的灰阶图像，一般简称 CT.

体素：体积元素的简称，是指在体层上，按一定大小和坐标，人为划分的许多体积元.

CT 值：规定 μ_W 为能量 73keV 的 X 射线在水中的线性吸收系数，μ_W=0.195cm^{-1}，取分度因子 $K=1000$，则实用的 CT 值定义式可表示为

$$CT = \frac{\mu - \mu_W}{\mu_W} \times 1000\ (HU)$$

4. 激光

激光是受激辐射光放大的简称.

(1) 原子发光机制.

受激吸收、自发辐射、受激辐射.

(2) 激光发光机制.

粒子数反转分布：为了使受激辐射占绝对优势，首先要有能量输入系统，使低能级粒子不断被激发到高能级，使高能级粒子数大大超过低能级粒子数.

(3) 激光的特性.

激光具有单色性好、方向性好、亮度高、相干性好等特点.

14.3 书后习题解答

14-1 产生 X 射线的条件是什么？X 射线管的基本结构包括哪几部分？各有什么作用？

答　产生 X 射线最常用的方法是：让高速运动的电子流轰击靶物质而受阻碍，由它们的相互作用而产生 X 射线．此方法产生 X 射线的基本条件是：①有高速运动的电子流；②有适当的障碍物——靶物质，用来阻止电子的运动，把电子的动能转变为 X 射线的能量．

X 射线管是一个高度真空的硬质玻璃管，真空度要求：小于 10^{-4}Pa．侧窗 X 射线管包含阴极、阳极和侧窗等部分．

各部分作用：阴极(灯丝)发射电子；阳极(靶物质)使高速电子流与之发生相互作用，产生 X 射线．

14-2　X 射线管中的灯丝电流、管电压和管电流的关系如何？

答　对于任一给定的灯丝电流，管电流将会随着管电压的升高而增大，并达到其最大值．这个时候进一步增加管电压，将不会使管电流增大，X 射线管的这一电学特性称为"饱和电压"特性．超过饱和电压，只能通过提高灯丝的温度才能增加管电流．

14-3　X 射线的强度和硬度有什么区别？提高强度和硬度的方法是什么？

答　X 射线的强度是指单位时间内通过与 X 射线方向垂直的单位面积上的 X 射线能量，它与单位时间内通过与 X 射线方向垂直的单位面积上的 X 射线光子数目的多少和每个 X 射线光子能量的大小有关．有两种方式可以增加 X 射线的强度：第一是增大灯丝电流以增加灯丝发射热电子的数目，从而增加单位时间内轰击阳极靶的电子数，使管电流增大，实现 X 射线光子数目的增加；第二是增加管电压使电子动能增大，从而提高单个光子的频率．

X 射线的硬度是指贯穿能力，它只取决于 X 射线中单个 X 射线光子能量的大小，而与 X 射线光子数目无关．增大管电压是增加 X 射线硬度的唯一方法．

14-4　X 射线连续谱和标识谱的产生机制是什么？

答　X 射线谱由连续谱和标识谱构成．

连续谱的产生机制：当高速电子流撞击在阳极靶物质原子上受制动时，高速电子在原子核的强电场作用下，速度的大小和方向都发生急剧变化，使得一部分动能转化为 X 射线光子的能量($h\nu$)辐射出去，这就是轫致辐射．由于各电子与原子核强电场作用前的动能各不相同，与原子核强电场作用时相对位置也不同，与原子核强电场作用后速度变化情况也就各不相同，所以每个电子损失的动能亦不同，辐射出来的 X 射线光子能量具有各种各样的数值，从而形成具有各种波长的连续 X 射线谱．

标识谱的产生机制：如果高速电子动能足够大，就有机会穿越外层轨道电子，而与原子的内层轨道电子发生作用，就会产生特征辐射谱线；当高速电子击脱原子的内层轨道电子时，内层留下空位，高能级电子立刻跃迁填充，并将多余能量以标识 X 射线的形式辐射出去，其波长由能级能量之差来决定．

14-5　什么是激光？

答　激光是受激辐射放大的简称，即激光是因受激而发射且经不断放大而获得的光．

14-6　简述光与粒子的相互作用的三种基本过程．

答　三种基本过程分别为：受激吸收、自发辐射、受激辐射．

受激吸收：处于基态的原子，当受到外界的激发而获得足够的能量时，会从基态跃迁到能量较高的激发态.

自发辐射：处于激发态的原子自发辐射一个光子而从高能级 E_2 跃迁到较低能级 E_1.

受激辐射：处于高能级 E_2 的原子，在具有适当能量 $h\nu = E_2 - E_1$ 的外来光子的诱发作用下，从高能级 E_2 跃迁到低能级 E_1，同时发射频率、相位、偏振状态和传播方向均与外来诱发光子相同的光子.

14-7 与普通光相比，激光有何特性?

答 激光具有单色性好、方向性好、亮度高、相干性好等特点.

14-8 计算管电压为100kV的X光机所产生的X射线束中光子的最大能量和短波极限.

解 根据 $E=eU$，光子的最大能量为

$$E = 1.60\times10^{-19}\times100\times10^{3} = 1.60\times10^{-14}\ (\text{J})$$

短波极限波长为

$$\lambda_{\min} = \frac{1.242}{U(\text{kV})} = 0.01242\ (\text{nm})$$

14-9 已知的岩盐晶体点阵是立方体，今有未知波长的 X 射线以掠射角10°50′投射到晶体表面上，如果在反射线方向上恰好发现第一级干涉加强现象，岩盐的晶体常数 $d=2.8\times10^{-10}$m，求X射线的波长.

解 根据 $2d\sin\theta = k\lambda$ 得X射线的波长为

$$\lambda = 0.105\ (\text{nm})$$

14-10 设密度为 $3\text{g}\cdot\text{cm}^{-3}$ 的物质对某单能X射线束的质量吸收系数为 $0.03\text{cm}^2\cdot\text{g}^{-1}$，求该射线束分别穿过1mm、5mm和1cm厚的吸收层后的强度为原来强度的百分数.

解 根据 $I = I_0 e^{-\mu_m x_m}$，$x_m = x\rho$，有

$$\frac{I}{I_0} = e^{-\mu_m \rho x}$$

$$\frac{I_1}{I_0} = e^{-0.03\times3\times0.1} = 99.1\%$$

$$\frac{I_2}{I_0} = e^{-0.03\times3\times0.5} = 95.6\%$$

$$\frac{I_3}{I_0} = e^{-0.03\times3\times1} = 91.4\%$$

14-11 对波长为0.154nm的X射线，铅的线性吸收系数为 2640cm^{-1}，铝的线性吸收系数为 132cm^{-1}. 要和1cm厚的铅层得到同样的防护效果，铝板的厚度应为多少?

解 根据 $I = I_0 e^{-\mu x}$，有

$$\mu_1 x_1 = \mu_2 x_2$$

$$x_2 = \frac{\mu_1}{\mu_2} x_1 = \frac{2640}{132} \times 1 = 20\ (\text{cm})$$

14-12　X 射线穿透物质被吸收时，要经过多少半价层后其强度才能减少到原来的 0.1%?

解　根据 $I = I_0 \left(\frac{1}{2}\right)^{\frac{x}{x_{1/2}}}$，有

$$\log\left(\frac{I}{I_0}\right) = \frac{x}{x_{1/2}} \log\left(\frac{1}{2}\right)$$

$$x = \frac{3}{\log 2} x_{1/2} \approx 10 x_{1/2}$$

14-13　2mm 厚的铜片能使某单能 X 射线的强度减弱至原来的 1/5，试求铜的线性吸收系数和半价层.

解　根据 $I = I_0 \mathrm{e}^{-\mu x}$，有

$$\mu = \frac{1}{x} \ln 5 = 8.05\ (\text{cm}^{-1})$$

根据 $I = I_0 \left(\frac{1}{2}\right)^{\frac{x}{x_{1/2}}}$，有

$$\log \frac{I_0}{I} = (\log 2) \cdot \frac{x}{x_{1/2}}$$

$$x_{1/2} = \frac{\log 2}{\log 5} x \approx 8.61 \times 10^{-4}\ (\text{m})$$

14-14　某波长的 X 射线通过水时的吸收系数为 0.77cm^{-1}，通过某人体组织时的吸收系数为 1.02cm^{-1}，k 值为 1000，水的 CT 值为 0HU. 求此人体组织的 CT 值.

解　根据 $\text{CT} = \frac{\mu - \mu_\text{W}}{\mu_\text{W}} \times 1000\text{HU}$，有

$$\text{CT} = \frac{1.02 - 0.77}{0.77} \times 1000 \approx 325\ (\text{HU})$$

14.4　典型习题及解答

1. 选择题

(1) 下列关于 X 射线本质的说法，正确的是(　　).

A. 只有 X 射线管球才能产生 X 射线　　B. 凡是 X 射线都可用于影像诊断

C. X射线是一种波长很短的电磁波　　D. 波长范围为5～10nm

(2) X射线产生过程中，电子高速运动所需能量主要取决于(　　).

A. 靶物质原子序数　B. 管电流　C. 管电压　D. 灯丝焦点

(3) X射线摄影的基础是(　　).

A. 荧光效应　B. 感光效应　C. 电离效应　D. 生物效应

(4) 影响X射线强度的最主要的因素是(　　).

A. 靶物质　B. 管电流　C. 管电压　D. 灯丝电流

(5) 在X射线管内产生X射线时，大部分转换为热能，其中转换为X射线者仅为(　　).

A. 1%以下　B. 2%以下　C. 3%以下　D. 4%以下

(6) 120 kV以上的高能X射线入射人体时，主要产生什么效应？(　　)

A. 光电效应　B. 康普顿效应　C. 电子对效应　D. 俄歇效应

(7) X射线滤线板的作用是(　　).

A. 软化X射线　B. 硬化X射线

C. 过滤X射线以外的射线　D. 调节X射线的强度

(8) 下列哪种方式不是通常所说的X射线防护类型？(　　)

A. 时间防护　B. 空间防护　C. 距离防护　D. 屏蔽防护

(9) 下列哪种方式属于X射线治疗？(　　)

A. 数字减影血管造影　B. X-CT　C. X射线摄影　D. X射线刀

(10) X-CT成像的基础是(　　).

A. 透射人体的X射线强度分布　B. 体素与断层的建立

C. μ值的空间分布　D. CT值的计算

(11) 激光器的基本结构由工作物质、激励器和(　　)三部分构成.

A. 反射镜　B. 窗口镜　C. 电极　D. 光学谐振腔

(12) 二氧化碳激光器属于(　　)激光器.

A. 气体　B. 光纤　C. 半导体　D. 固体

答　案

(1) C；(2) C；(3) B；(4) B；(5) A；(6) B；(7) B；(8) B；(9) D；(10) C；(11) D；(12) A.

2. 填空题

(1) X-CT的全称是____________.

(2) X射线管阴极的灯丝两端产生的电流，一般称为____________.

(3) 要产生波长较长、能量较低的软X射线，可用原子序数____________的靶材料.

(4) X-CT成像主要依据X射线的____________作用.

(5) 高速电子撞击阳极靶原子，击出其内层电子(如K壳层电子)形成空位，随后外层电子跃迁至该空位时，释放特征X射线光子，形成____________X射线谱.

(6) 20kV 的 X 射线入射人体，主要产生____________效应.

(7) 线性吸收系数μ和质量吸收系数μ_m的关系式为____________.

(8) 使 X 射线强度衰减一半的物质厚度，称为该物质的____________.

(9) 吞服质量吸收系数很高的钡剂($BaSO_4$)等，以增大待观察软组织区域的吸收系数，提高该区域软组织的影像对比度. 此处钡剂一般被称为____________.

(10) 体层上按一定大小和坐标划分的许多体积元，一般称为____________.

答　案

(1) X 射线计算机断层成像；(2) 灯丝电流；(3) 低；(4) 贯穿；(5) 标识；(6) 光电；(7) $\mu_m=\mu/\rho$；(8) 半价层；(9) 对比剂；(10) 体素.

3. 计算题

(1) 管电压为 20kV 时，产生的 X 射线的最短波长是多少？

解　由短波极限公式$\lambda_{min}=\dfrac{1.242}{U(kV)}(nm)$，代入已知数据，得到最短波长

$$\lambda_{min}=\frac{1.242}{20}=0.0621(nm)$$

(2) 一束波长为 0.361nm 的 X 射线入射某晶体平面，当入射角为 30°时得到第一级衍射明条纹，则此晶体的晶格常数为多少？

解　根据布拉格定律有 $2d\sin\theta=k\lambda$，由题意 k=1，代入已知数据

$$2d\sin 30°=1\times 0.361nm$$

求得此晶体的晶格常数为 0.361nm.

(3) 频率为 6.0×10^{18}Hz 的 X 射线入射单质钙，可否产生光电效应？(钙原子的电子逸出功为 3.2×10^{-19}J.)

解　根据光电效应方程 $h\nu=\dfrac{1}{2}mv^2+W$，有

$$E=h\nu=6.626\times10^{-34}\times6.0\times10^{18}=3.976\times10^{-15}\ (J),\quad W=3.2\times10^{-19}\ J$$

$$E-W=\frac{1}{2}mv^2\gg 0$$

所以可以轻易产生光电效应.

(4) 血液的 CT 值为 12HU，求其线性衰减系数(水的线性衰减系数为 $19.5m^{-1}$).

解　由公式$CT=\dfrac{\mu-\mu_W}{\mu_W}\times1000$代入已知数据，得

$$12=\frac{\mu-19.5}{19.5}\times1000$$

求得血液的线性衰减系数为 $\mu=19.734m^{-1}$.

14.5 自我检测题

(1) 伦琴发现X射线是在(　　).

A. 1895年　　B. 1795年　　C. 1695年　　D. 1885年

(2) 关于X射线的产生，下述哪项不正确？(　　)

A. 同时产生了大量的热能　　B. 高速电子流由阴极向阳极行进

C. 绝大部分(99%以上)动能转变为X射线　　D. 高速电子流突然受到阻挡

(3) 标识X射线的波长仅取决于(　　).

A. 阳极靶物质　　B. 管电压　　C. 管电流　　D. 阴极材料

(4) 透视检查的基础基于(　　).

A. 荧光效应　　B. 感光效应　　C. 电离效应　　D. 生物效应

(5) 产生连续X射线谱的机制是(　　).

A. 跃迁辐射　　B. 轫致辐射　　C. 标识辐射　　D. 核衰变

(6) 下列哪项表述是错误的？(　　)

A. X射线不是电磁波　　B. X射线比可见光的波长短

C. X射线波长居于γ射线与紫外线之间　　D. X射线具有强穿透力

(7) X射线对癌症的放射治疗，主要是利用其(　　).

A. 生物效应　　B. 荧光效应　　C. 贯穿作用　　D. 感光作用

(8) 吸收X射线能力最强的组织结构是(　　).

A. 肌肉　　B. 脂肪　　C. 骨骼　　D. 肺组织

(9) 在X射线诊断工作中，在附加滤过一定时，常用(　　)来间接描述X射线的值.

A. X射线管的管电压的毫安数　　B. X射线管的管电压的千伏值

C. X射线管的管电流的毫安数　　D. X射线管的管电流的千伏值

(10) 下列防护物质中，X射线最理想的防护物是(　　).

A. 铝　　B. 铅　　C. 铁　　D. 铜

(11) 在热平衡状态下，各能级粒子数服从(　　).

A. 高斯分布　　B. 玻尔兹曼分布　　C. 正弦分布　　D. 余弦分布

(12) 激光产生的内因是(　　).

A. 泵浦源　　B. 冷却系统　　C. 谐振腔　　D.工作物质

自我检测题答案14　　典型例题讲解微课14

(牡丹江医科大学　高杨)